职业教育护理类专业"十二五"规划教材（行业审定版）
教材目录

人体解剖与组织胚胎学	精神科护理学
医用化学	急危重症护理学
生理学	五官科护理学
医学免疫学与病原生物学	内科护理学
病理学	外科护理学
医学遗传学	妇产科护理学
生物化学	儿科护理学
药理学	护理心理学
预防医学	护理伦理学
护理学基础	护理美学
护理学导论	护理礼仪
健康评估	护理人际沟通
传染病护理学	护理与法
社区护理学	护理管理学
康复护理学	护理专业英语
老年护理学	临床护理情境模拟演练
中医护理学	膳食营养与食品安全

U0352653

职业教育护理类专业"十二五"规划教材（行业审定版）编审委员会名单

主任委员 吴欣娟

委　　员 （按姓名笔画排序）

丁郭平　马玉芬　马祥梅　王文燕　王明跃　王　欣

王桂芝　王爱华　王敬红　王　辉　代凤兰　白建民

毕清泉　曲振瑞　曲桂玉　朱　力　华桂春　刘太华

刘爱红　孙　红　孙　静　牟绍玉　杜礼安　李　戈

李广霞　李延玲　李艳梅　杨友谊　吴欣娟　何秀堂

佟玉荣　余晓云　余　雪　宋慧英　张小兆　张红梅

张明群　张晓静　张新红　陈香娟　陈　路　范文静

范　真　季兰芳　孟庆慧　孟晓红　赵艳伟　郝玉梅

施　慧　秦　瑛　郭彦丰　郭　娜　盛晓燕　龚爱萍

符宝敏　章新琼　彭　蔚　简清梅

职业教育护理类专业"十二五"规划教材（行业审定版）建设单位名单

（按单位名称笔画排序）

上海中医药大学

上海立达职业技术学院

内蒙古民族大学

长江大学

平阴县职业教育中心

北京市昌平卫生学校

扬州环境资源职业技术学院

江西新余学院

江苏联合职业技术学院南通卫生分院

安徽中医学院

安徽医科大学

沧州医学高等专科学校

阿克苏职业技术学院

武汉铁路职业技术学院

阜阳职业技术学院

金华职业技术学院

荆楚理工学院

南阳医学高等专科学校

南阳医学高等专科学校第一附属医院

重庆医科大学

首都医科大学燕京医学院

泰山医学院

莱阳卫生学校

铁岭卫生职业学院

唐山职业技术学院

海南医学院

聊城职业技术学院

黄淮学院

常德职业技术学院

商丘医学高等专科学校

淮南职业技术学院

淄博职业学院

湖北省荆门市第一人民医院

滨州医学院

滨州职业学院

潍坊医学院

德州学院

衢州职业技术学院

职业教育护理类专业"十二五"规划教材（行业审定版）

护理心理学

王 辉 主编

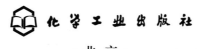
化学工业出版社

·北京·

本教材为职业教育护理类专业"十二五"规划教材(行业审定版)之一。本书的编写满足护理岗位适应生物-心理-社会医学模式的需求。全书共分为四篇,分别介绍了心理学基础、心理与健康、心理护理、护士心理与职业生涯规划四部分内容。书中在相应章节前设有"引导案例";章节中穿插"知识链接";章节末设有"思考题",以帮助学生切实做到学以致用,更好地将理论知识与临床实践相联系。

　　本书适用于护理相关专业学生使用,也可作为临床护理工作人员的参考用书。

图书在版编目(CIP)数据

护理心理学/王辉主编. —北京:化学工业出版社,
2014.11
职业教育护理类专业"十二五"规划教材(行业审定版)
ISBN 978-7-122-21956-5

Ⅰ.①护…　Ⅱ.①王…　Ⅲ.①护理学-医学心理学-高等
职业教育-教材　Ⅳ.①R471

中国版本图书馆 CIP 数据核字(2014)第 231625 号

责任编辑:李植峰　张　微　　　　　文字编辑:何　芳
责任校对:宋　玮　　　　　　　　　装帧设计:关　飞

出版发行:化学工业出版社(北京市东城区青年湖南街 13 号　邮政编码 100011)
印　　装:北京云浩印刷有限责任公司
787mm×1092mm　1/16　印张 11　字数 262 千字　　2015 年 1 月北京第 1 版第 1 次印刷

购书咨询:010-64518888(传真:010-64519686)　　售后服务:010-64518899
网　　址:http://www.cip.com.cn
凡购买本书,如有缺损质量问题,本社销售中心负责调换。

定　　价:24.00 元

《护理心理学》编写人员

主　　编　王　辉

副 主 编　许　燕　陈小玲

编　　者　（按姓名笔画排序）

　　　　　王　辉（沧州医学高等专科学校）

　　　　　毕智丽（滨州职业学院）

　　　　　刘丽娜（淮南职业技术学院）

　　　　　许　燕（首都医科大学燕京医学院）

　　　　　吴明柯（南阳医学高等专科学校）

　　　　　陈小玲（荆楚理工学院）

　　　　　顾红霞（南阳医学高等专科学校）

　　　　　熊玲辉（荆楚理工学院）

序

当前，我国医疗卫生事业进入了新的发展时期，在医药卫生体制改革不断深化的大环境下，我国护理事业发展也取得了显著的成效。截至"十一五"末，我国注册护士总数已达到205万，较2005年增长了52％，医院医护比例倒置的问题逐步实现扭转。同时，随着专科护士规范化培训的大力开展，护士队伍的专业技术水平也在不断提高。各级各类医院在落实医改任务过程中，坚持"以病人为中心"，积极改革临床护理模式，使临床护理逐步从简单的以完成医嘱为中心的功能制护理，转变为以责任制整体护理为核心的优质护理，护理实践的内涵不断得到丰富。这就要求责任护士不仅要协助医院完成患者的治疗性工作，而且更加注重运用专业技术知识，全面担负起对患者的专业照顾、病情观察、心理支持、健康教育和康复指导等各项护理任务，以便为患者提供安全、优质、满意的护理服务。这也对护理职业教育提出了更高、更全面的要求。

"十一五"期间是我国职业教育实现跨越式发展的阶段，在经济发展需求的推动下，在教育部《关于全面提高高等职业教育教学质量的若干意见》（教高〔2006〕16号）以及职业教育"五个对接"、"十个衔接"、"系统培养"精神的指导下，职业教育不断从传统教育教学模式中蜕变出新，初步实现了从局部的改革到全面的建设。然而，就目前护理职业教育而言，还存在诸多问题，如教学与临床还存在一定的脱节现象，部分教学内容陈旧，往往未及时涉及临床已经应用的新知识和新技术；学校教师下临床较少，尚未真正实现"双师型"队伍的建设；相当一部分学校教学方法相对传统，缺乏对学生综合性、整体性素质的培养，教学过程中缺乏对优质护理理念和工作模式的灌输。此外，尽管"十一五"期间，在各级教育主管部门、各院校以及各个出版社的大力支持下，确实出版了一大批优秀的、符合职教特点的教材。然而，职业教育教材建设也还存在以下问题：教材的内容与职业标准、临床实际对接不紧密，不能反映新技术、新进展；职教特色不鲜明，不能恰当地体现优质护理的观念和工作模式；本科、中高职教材脱节、断层和重复等，不能很好地适应经济社会发展对应用型、技能型人才培养的要求。在对"十一五"期间教学改革进行经验总结和评估的基础上，在《教育部关于"十二五"职业教育教材建设的若干意见》（教职成〔2012〕9号）精神的指导下，化学工业出版社邀请全国高职高专院校护理类专业的教学负责人和骨干教师，以及临床护理行业的权威专家，共同组织和策划了"职业教育护理类专业'十二五'规划教材（行业审定版）"的编写工作。

本套教材建设的基本原则是：①遵循"三基五性"的教材编写原则，体现教材的思想性、科学性、先进性、启发性和适用性，从科学素质、创新意识、实践技能等方面实现立体化教学；②符合和满足职业教育的培养目标和技能要求，注意本科教育和职业教育的区别，力求实现中高职教育的有机衔接；③在注重学生全面发展的基础上，以常规技术为基础，以关键技术为重点，以先进技术为导向，体现与临床发展相同步、与当前形势相同步的原则；④注重教材的整体规划性，一方面按基础课和专业课的特点，分别制订了相对统一、规范的教材建设标准，体现整套教材的系统性和规划性，另一方面，协调了不同教材间内容上的联系与衔接，尽量避免遗漏和不必要的重复；⑤体现一线教师编写、行业专家指导、学校与医院结合的全新的教材开发模式，使教材内容切实结合职业岗位的能力需求，实现与医院用人需求的合理对接。

在这套教材的开发中，我们建立了一支能够适应职业教育改革发展要求的教材编审队伍，汇集了众多教学一线老师的教学经验和教改成果，而且得到了来自临床一线护理行业权威专家的指导和支持，相信这套教材的出版不仅能较好地满足护理职业教育的教学需求，而且对促进学科建设、提高教学质量也将起到积极的推动作用。

吴欣娟

2013 年 1 月 30 日

前　言

　　护理心理学课程是护理专业必修的一门专业基础课程，本课程的作用是培养学生学会护理心理学相关理论知识与实践技能，使学生初步具备心理评估的能力及与心理咨询和治疗相关的心理护理实践技能，树立生物-心理-社会医学模式和整体护理观。

　　护理学先驱南丁格尔将改善患者情绪列为护理的重要工作之一，人本主义心理学家马斯洛的需要层次理论被引入护理工作中，均要求以服务对象为中心、以人的健康为中心。护理模式的转变为心理学成为护理教育体系中的支柱学科铺平了道路。

　　本书以建构主义学习理念为指导思想，以人本主义教育理念为主，满足护理岗位适应生物-心理-社会医学模式的需求，从整体上进行内容整合。教学实践和临床实践中发现，案例导入及案例分析的方式教学更有利于学生的学习和实践技能的提高。本教材通过案例分析激发学生的学习兴趣，促进学生的思维展开，加深对护理心理学在护理工作中的理解和应用。

　　本书力求做到全面系统、内容精练、重点突出及可操作性强，能切实指导临床心理护理工作，适用于大专院校学生及社会相关人士参考阅览。尽管各位编者付出了艰辛的劳动，但是鉴于学科尚处于探索发展阶段，学科理论有待进一步完善，加之编者能力、学识和经验的局限，书中疏漏之处在所难免，恳请各位同行专家不吝指正。也希望护理界学者同仁提出宝贵意见和建议，编者们将再接再厉，为护理心理学做出自己的贡献。

王辉

2014 年 3 月

目 录

绪论 ……………………………………………………………………………………… **1**

第一节 护理心理学概述 ……………………………………………………………… 1
一、护理心理学的研究对象和任务 ………………………………………………… 1
二、护理心理学在护理模式转变中的作用 ………………………………………… 2
三、学习护理心理学的意义 ………………………………………………………… 3
第二节 护理心理学简史 ……………………………………………………………… 3
一、护理心理学的发展与展望 ……………………………………………………… 3
二、护理心理学的相关学科 ………………………………………………………… 5

第一篇 心理学基础

第一章 心理过程 …………………………………………………………………… **7**

第一节 感觉和知觉 …………………………………………………………………… 7
一、感觉 ……………………………………………………………………………… 8
二、知觉 ……………………………………………………………………………… 9
第二节 记忆与遗忘 …………………………………………………………………… 13
一、记忆的分类 ……………………………………………………………………… 14
二、记忆的过程 ……………………………………………………………………… 15
三、提高记忆效率的方法 …………………………………………………………… 17
第三节 思维 …………………………………………………………………………… 19
一、思维的定义及特征 ……………………………………………………………… 19
二、问题解决的思维过程及其影响因素 …………………………………………… 19
三、判断与决策 ……………………………………………………………………… 21
第四节 注意 …………………………………………………………………………… 22
一、注意的概念 ……………………………………………………………………… 22
二、注意的分类 ……………………………………………………………………… 23
三、注意的品质 ……………………………………………………………………… 23
第五节 情绪与情感 …………………………………………………………………… 24
一、情绪与情感的定义及关系 ……………………………………………………… 25
二、情绪的分类 ……………………………………………………………………… 25
三、情绪理论 ………………………………………………………………………… 26
四、情绪的表达 ……………………………………………………………………… 26
第六节 意志 …………………………………………………………………………… 26
一、意志的概念 ……………………………………………………………………… 27
二、意志的特点 ……………………………………………………………………… 27
三、意志的培养 ……………………………………………………………………… 27

第二章 人格 ………………………………………………………………………… **29**

第一节 人格概述 ……………………………………………………………………… 29

一、人格的概念 …………………………………………………………………… 29

二、人格的特征 …………………………………………………………………… 30

三、人格形成的影响因素 ………………………………………………………… 30

第二节　人格倾向性 …………………………………………………………… 32

一、需要 …………………………………………………………………………… 33

二、动机 …………………………………………………………………………… 34

三、兴趣 …………………………………………………………………………… 35

第三节　能力 …………………………………………………………………… 36

一、能力的概念 …………………………………………………………………… 37

二、智力的差异 …………………………………………………………………… 37

三、影响智力发展的因素 ………………………………………………………… 38

第四节　气质 …………………………………………………………………… 39

一、气质学说 ……………………………………………………………………… 40

二、气质表现 ……………………………………………………………………… 40

三、气质发展变化的特点 ………………………………………………………… 40

四、气质的临床意义 ……………………………………………………………… 41

第五节　性格 …………………………………………………………………… 41

一、性格与气质的关系 …………………………………………………………… 42

二、性格的特征 …………………………………………………………………… 42

三、性格的类型 …………………………………………………………………… 43

四、性格的表现 …………………………………………………………………… 43

第二篇　心理与健康

第三章　心理健康 ………………………………………………………… **46**

第一节　心理健康概述 ………………………………………………………… 46

一、正常心理与异常心理的区别 ………………………………………………… 46

二、健康与心理健康 ……………………………………………………………… 47

三、心理健康的标准 ……………………………………………………………… 49

四、亚健康 ………………………………………………………………………… 50

第二节　各年龄段的心理卫生 ………………………………………………… 51

一、儿童期 ………………………………………………………………………… 51

二、青少年期 ……………………………………………………………………… 56

三、青年期 ………………………………………………………………………… 59

四、中年期 ………………………………………………………………………… 62

五、老年期 ………………………………………………………………………… 65

第四章　影响健康的心理与社会因素 ………………………………… **69**

第一节　心理因素与健康 ……………………………………………………… 69

一、情绪与健康 …………………………………………………………………… 69

二、人格与健康 …………………………………………………………………… 72

三、心理应激与健康 ……………………………………………………………… 73

第二节　行为因素与健康 ……………………………………………………… 75

一、饮食行为与健康 ……………………………………………………………… 76

二、成瘾性行为与健康 …………………………………………………………… 79

　　三、性行为与健康 ·· 82

　第三节　社会因素与健康 ·· 82

第三篇　心理护理

第五章　患者心理 ··· **85**

　第一节　患者与患者角色 ·· 85

　　一、患者角色 ·· 85

　　二、求医行为及其影响因素 ·· 86

　　三、遵医行为及其影响因素 ·· 87

　　四、患者的角色冲突 ··· 88

　第二节　患者的一般心理问题 ·· 89

　　一、患者的心理变化过程 ··· 89

　　二、认知的改变 ··· 92

　　三、患者常见的情绪反应 ··· 92

　　四、患者的行为问题 ··· 93

　　五、患者的心理需要 ··· 93

第六章　护患关系 ··· **95**

　第一节　人际关系概述 ··· 95

　　一、社会认知和人际吸引 ··· 95

　　二、护患关系概述 ·· 96

　　三、护患关系模式 ·· 97

　第二节　护患沟通 ·· 98

　　一、沟通的过程 ··· 98

　　二、护患沟通的形式 ··· 99

　　三、护患沟通的层次 ··· 99

　　四、影响护患沟通的因素 ··· 100

　　五、沟通技巧 ·· 100

　第三节　护患冲突 ·· 105

　　一、常见的护患冲突 ··· 105

　　二、护患冲突的处理原则 ··· 106

第七章　临床常用心理护理技能 ································· **108**

　第一节　心理护理概述 ··· 108

　　一、心理护理的概念 ··· 108

　　二、心理护理与整体护理 ··· 108

　　三、心理护理的原则 ··· 109

　　四、心理护理的程序 ··· 109

　第二节　心理评估 ·· 112

　　一、心理评估的方法 ··· 113

　　二、常用心理测验 ·· 116

　第三节　心理咨询与心理治疗概述 ······································ 126

　　一、心理咨询与心理治疗的概念 ······································ 126

二、心理咨询和治疗的关系 ································ 126

三、心理咨询与心理治疗的原则 ······················ 127

四、心理咨询与心理治疗的一般过程 ·················· 128

第四节　心理咨询和心理治疗的理论与方法 ·········· 130

一、精神分析治疗 ···································· 130

二、行为治疗 ·· 132

三、认知治疗 ·· 136

四、来访者中心治疗 ·································· 137

五、森田疗法 ·· 138

六、支持性心理治疗 ·································· 140

七、暗示疗法 ·· 141

第五节　各类患者的心理护理 ······················ 143

一、儿科患者的心理特点与心理护理 ·················· 143

二、孕产妇的心理特点与心理护理 ···················· 145

三、癌症患者的心理问题与心理护理 ·················· 145

四、临终患者的心理变化与心理护理 ·················· 147

五、整形患者的心理特点与心理护理 ·················· 148

六、危机心理护理 ···································· 149

第四篇　护士心理与职业生涯规划

第八章　护士心理与职业生涯规划 ···················· **151**

第一节　护士心理素质与培养 ······················ 152

一、护士的工作特点与心理特点 ······················ 152

二、优秀护士的心理素质 ······························ 152

三、护士心理素质的培养 ······························ 154

第二节　护士的工作倦怠 ·························· 155

一、工作倦怠 ·· 155

二、工作倦怠对健康的影响 ···························· 156

三、工作倦怠的调适 ·································· 156

第三节　护士职业生涯规划 ························ 157

一、职业生涯规划概述 ································ 157

二、护士职业生涯规划的步骤 ·························· 159

参考文献 ·· **160**

绪　论

【引导案例】 ▶▶

传说古代名医张子和善治疑难怪病，在民众中享有崇高威信。一天，一位名叫项关令的人来求诊，说他夫人得了一种怪病，只知道腹中饥饿，却不想进食饭菜，整天大喊大叫、怒骂无常，吃了许多药，都无济于事。张子和听后，认为此病服药难以奏效，告诉患者家属，找来两名妇女，装扮成演戏的丑角，故作姿态，扭扭捏捏地做出许多滑稽动作，果然令患者心情愉悦。患者一高兴，病就减轻了。接着，张子和又叫患者家属请来两位食欲旺盛的妇女，在患者面前狼吞虎咽地吃东西，患者看着看着，也跟着不知不觉地吃起来。

【案例分析】 ▶▶

名医张子和利用怡悦引导之法，使患者心情逐渐平和稳定，最后终于达到不药而愈。中医心理疗法丰富多彩，妙趣横生，千百年流传下来的许多诊疗奇闻佳话，不禁使人惊笑一番，大有"喜怒哀乐"皆是药之感。心理护理古已有之，而如今心理护理在临床护理中也有着极其重要的作用。

第一节　护理心理学概述

护理心理学（nursing psychology）是研究护理人员和护理对象的心理现象及其心理活动规律、特点，解决护理实践中的心理问题，以实施最佳护理的一门应用学科。即护理心理学是研究如何运用心理学理论、方法和技术，来解决护理实践中的心理问题，是心理学的一大分支，也是护理学的重要组成部分。

一、护理心理学的研究对象和任务

护理心理学研究的对象包括护理对象和护理人员两大部分。其中护理对象包括患者、亚健康状态的人、健康人。

1. 护理心理学的研究对象

（1）患者　一般而言，无论什么疾病，对患者的心理活动都会产生一定的负面影响，但不同的患者，因个性心理的差异所产生的心理变化和心理反应是不同的。

（2）亚健康状态的人　健康状态受到潜在因素威胁的亚健康状态的人，如社会因素、情绪因素、人格因素、不良行为方式等潜在因素对健康的影响。

（3）健康人　正常的心理活动、健康的行为方式和应激的应对方式等对健康的影响。

（4）护理人员　研究护理人员的心理特征的培养、良好职业素质的塑造和养成、护理人员的心理活动对护理对象的积极和消极影响以及如何维护和促进护理人员的心理健康等。

2. 护理心理学的研究任务

护理心理学的主要任务是研究有效的心理干预方法，从个体的心理护理到群体的心理保健以及适合护理程序使用的心理评估方法。

① 研究护理对象在护理实践中心理行为变化的规律和特点。

② 研究和应用心理评估理论和技术：掌握心理评估理论和技术，实施有效的心理护理；应用心理评估帮助护士了解患者在认知、情绪、人格、行为等方面存在的心理问题和评估心理护理的效果，并且为护理科研提供各项评估工具。

③ 研究心理护理方法和技术。针对不同护理对象现存和潜在的心理问题和心理特点，确定相应的心理护理方法，实施心理护理。

④ 研究如何将心理学知识和技术应用于健康的维护和促进，如心理健康教育、心理调适等。

⑤ 研究心理行为的生物学和社会学基础。

二、护理心理学在护理模式转变中的作用

当人们逐渐认识到旧的"生物医学模式"已不能适应医学发展的现状与未来时，"生物-心理-社会医学模式"应运而生。随着医学模式由"生物医学模式"向"生物-心理-社会医学模式"的转变，护理模式也随之由"以疾病为中心"的旧模式向"以患者为中心"的整体护理新模式转变。现代护理学对护士的素质、知识、能力提出了更高的要求。护理心理学作为一门学科既有其独立的内容，又有与医学密不可分的一面，要求护理专业的学生在掌握医学知识的同时，还应具备护理心理学的知识与技能。

（1）心理学理论是现代护理的重要来源和理论基础　这些理论主要包括"人本主义心理学理论"，其中马斯洛关于需要和动机理论构成了现代护理学基础的一个重要部分。此外，关于自我概念、应激的转化与应对等许多新理论也作为重要理论基础被吸收到现代护理学中。

（2）护理心理学技术和方法丰富和推动了护理实践　临床护理心理学方法、临床心理护理评价、心理健康教育和心理保健策略等为护理实践提供了有效的技术素材，如心理评估技术、心理测验和评定量表在患者心理的估计和诊断步骤中均为不可缺少的定性与定量技术；而心理护理方法和技术、心理健康策略则是心理干预和护理教育广泛应用的重要措施。

（3）心理问题已成为现代护理的重要内容和对象　北美护理诊断协会（NANDA）通过的 128 种护理诊断中有一半以上与心理社会方面的功能有关，大约 1/3 的护理诊断是纯粹的心理障碍问题，因此通过护理心理学的学习，有助于掌握心理护理方法和技术，对心理问题的估计、诊断、干预计划的制订与实施和干预效果的评估是尤其重要的。

（4）护理心理学知识是整体护理质量和水平的重要保证　了解和掌握有关认知、情绪、人格以及社会文化等因素与健康疾病的相互关系，有助于对疾病病因和发病机制的认识和理

解；针对患者一般的心理反应和不同患者的心理特点，制定相应的护理计划，有的放矢地开展心理护理，以提高整体护理的质量和水平。

三、学习护理心理学的意义

1. 提高护理心理评估和心理干预能力

心理评估就是科学地运用多种手段从各个方面获得信息，对某一心理现象进行全面、系统和深入的客观描述，用于进行能力鉴定；单独或协同对心理障碍或心身疾病做出心理诊断；或帮助正常人及时发现心理问题，以便及时调整和矫正等。心理干预则是在确诊的基础上，采用一系列适用护理对象的心理治疗方法对其心理问题及行为进行矫正或治疗。总之，护理专业的学生通过学习、理解护理心理学的理论和掌握护理心理学的技能，有利于提高其护理心理评估和心理干预能力，促进护理人才专业素质的提高。

2. 有助于提高护理质量

通过护理心理学的学习有助于护理人员对护理对象特殊行为方式的理解；有助于掌握不同年龄、性别和不同类型的护理对象的心理特征，从而制定相应的护理计划，取得事半功倍的效果。同时还有助于掌握沟通、观察、咨询和治疗等各种技术，促进与护理对象进行有效交往，获得准确信息和提高干预效果。

3. 促进良好心理素质的培养

护理心理学是由心理学和护理学结合而成的，是用心理学的理论、方法来解决护理实践中的心理问题。因此，通过心理学有关知识的学习，不仅能指导心理护理工作，还能了解自己在认知、情绪、意志方面的品质优劣，在能力、气质、性格方面的长短，这将有助于自我观察、自我分析，有效调控自我、不断完善自我，从而提高自身的心理素质。

知识链接

早在100多年前护理学的先驱——弗洛伦斯·南丁格尔（1820—1911）就曾经说过："护理工作的对象不是冷冰冰的石块、木头和纸片，而是有热血和生命的人类。"但是，由于当时生物医学模式正处于旺盛时期，因而护理学偏离了南丁格尔思想，把患者当做石块、木头和纸片来护理，当"机器"来维修。我们不得不由衷地佩服南丁格尔的超前理念，随着医学护理模式的转变，心理护理越来越凸显出它的重要性。

第二节 护理心理学简史

一、护理心理学的发展与展望

护理心理学的形成与发展是在现代心理学和现代护理学发展的基础上逐渐形成与发展的。护理心理学历史非常短暂，其发展与临床护理工作模式的转变和护理教育体系的改革密切相关。

1. 护理心理学的萌芽

早在古代，甚至可至人类社会诞生之初，人类一切的生老病死所引发的护理的对应措施，都包含护理心理学的萌芽。我国最早的经典医学论著《黄帝内经》，有关于"怒伤肝、喜伤心、忧悲伤肺、思伤脾、恐惊伤肾"的记载，表明祖国医学几千年前已开始关注情志对健康的影响。

公元前 460 年，西医之父希波克拉底（Hippocrates）创建的"体液学说"，主张划分人的气质类型，认为治疗应考虑患者的个性特征因素，护理重于医疗，其主要目的在于帮助人们洗净灵魂——最高理想是爱和信心。最早提出心理护理思想的是护理学先驱南丁格尔。1943 年，继南丁格尔之后，美国学者奥利维亚提出"护理是一种艺术和科学的结论，包括照顾患者的一切，增进其智力、精神和身体的健康。"

2. 护理心理学的形成

20 世纪 40～70 年代生物医学模式走向顶峰并开始逐渐衰退，被"生物-心理-社会"医学模式所取代，护理模式也随之发生转变，护理心理学逐渐形成并得到认可。医学模式是指一定时期内人们对健康和疾病总体的认识，并成为当时医学发展的指导思想，也是一种哲学观在医学上的反映。生物医学模式认为：每一种疾病都可以在器官、细胞或生物分子水平上找到可测量的形态或化学的变化，都可以确定出生物或理化的特定原因，找到相应的治疗手段。在这种模式的指导下，现代医学得到了快速发展，同时也导致护理工作的视点集中在机体的"疾病"，出现以"疾病"为中心的护理模式。

随着社会经济和医学科学的发展，生物因素引起的疾病如传染病逐渐被控制，取而代之的是与心理社会因素密切相关的一类心身疾病，如脑血管疾病、心血管疾病、恶性肿瘤等。此外，据分析人类死亡的前 10 种原因中，约半数死亡原因直接或间接与不良生活方式有关，而不良生活方式又与心理社会因素直接相关。种种事实说明生物医学模式已不足以阐明人类健康和疾病的全部本质。1973 年美国医学教授恩格尔（G. L. Engel）在"Science"杂志上发表一篇文章，提出"生物-心理-社会"医学模式。这是一种系统论和整体观的医学模式，它要求把人看成是一个多层次的、完整的连续体，在健康和疾病问题上，要同时考虑生物、心理和社会因素的综合作用。随着医学模式的转变，护理模式也从功能制护理转变为整体制护理。护理模式的转变和现代心理学理论、技术的高速发展促进了护理心理学的形成并为其发展奠定了基础，创造了条件。

3. 护理心理学的发展

（1）学科建设日趋成熟和完善　各个国家的护理专业均开设有心理学、行为学、人际关系等课程，使护理人才的知识体系更贴近现代护理模式的需求。美国四年制专科护理教育的课程中有近百学时的心理学课程内容，包括普通心理学、生理心理学、社会心理学、变态心理学、临床心理治疗学等，其中特别强调护患关系及治疗性沟通对患者身心健康的重要性及护士的沟通技能训练。1955 年 11 月"中国心理卫生协会护理心理专业委员会"在北京宣告成立，我国护理心理学领域有了最高层次的学术机构，也标志着我国护理心理学的学科发展进入一个新的时期。我国护理心理学教育起始于 20 世纪 80 年代初，现已成为护理专业的必修课。护理心理学教学同时对优化护士的职业心理素质、增强护士的职业技能等起到了积极促进作用。

（2）科研活动广泛开展　护理心理学的地位和作用日益突出，护理心理学的研究论文在数量上逐年递增，研究内容涉及护理心理学的各个方面。广大护士积极开展临床心理护理应用研究，探索患者的心理活动共性规律和个性特征的各类研究设计。将心理疗法应用于临床心理护理实践，成为国内外护理心理学研究的一个重要特点。

（3）临床心理护理突出个性心理特征　随着护理心理学理论及心理护理方法研究的不断深入，近年来逐步开展了心理护理个案研究，特别认识到突出个性心理活动特征的重要性。不同个性的患者对疾病的承受能力、反应方式、社会角色和社会经历的不同，疾病的心理活动规律也有极大差异，护士掌握了心理护理的相关知识，对千差万别的患者实施有针对性的个性化护理。

4. 前景与展望

心理社会因素在许多疾病的发生、发展和防治中的重要作用已得到医学界的高度重视。随着科学技术的发展，心理学研究在心理社会因素与健康的关系方面已取得重大进展，力求有效地控制不良心理社会因素对健康的影响。护理心理学与健康心理学一样还在不断发展的过程中，其理论体系、方法和技术、运用范畴都需要在实践中不断完善。心理护理的开展大大提高了护理质量，但要达到专业化很高的程度还需较长时间，因为护士需要掌握丰富的心理学相关知识，同时还需要组织提供一个有利于心理护理发展的良好条件，包括确立心理护理的专业地位、提供人员培训和配置方面的支持等。

二、护理心理学的相关学科

护理心理学是应用心理学的分支，护理心理学的教学内容建立在医学心理学、普通心理学、发展心理学、社会心理学等的基础上。

（1）医学心理学　是研究心理与疾病关系的学科，研究心理因素在疾病的发生、诊断、治疗及预后中的作用。医学心理学强调建立医生与患者之间的和谐、互相尊重、互相信任的关系，还主张运用心理学的知识，研究维护人的心理健康的各种手段，达到预防疾病的目的。医学心理学与护理心理学关系密切，护理心理学诞生于医学心理学。

（2）普通心理学　在心理学中，它处于基础学科地位。普通心理学是研究心理现象发生和发展的最一般规律，涉及心理与客观现实的关系、心理与脑的关系、各种心理现象间的相互联系及其在人的整个心理结构中的地位与作用的学科。普通心理学是心理学中的基础学科，既概括了各分支学科的研究成果，同时又为各分支学科提供理论基础。因此，普通心理学是学习护理心理学的入门学科。

（3）发展心理学　是研究心理的种系发展和人的心理的个体发展的学科，研究前者又称为比较心理学，将动物心理与人的心理进行比较；而后者是研究人类个体发展的生命全过程中心理发生和发展规律的科学，按照人生的阶段，分为儿童心理学、青年心理学、成年心理学、老年心理学。发展心理学阐述各个年龄阶段的心理特征，并揭示个体心理从一个年龄阶段发展到另一个年龄阶段的规律，护理心理学应用其知识为患者提供初级心理保健。因此，发展心理学也是护理心理学的重要基础学科。

（4）社会心理学　是系统研究社会心理与社会行为的科学。它研究社会心理现象，如社会情绪、阶段和民族宗教心理、社会交往与人际关系等；还研究小团体中的社会心理显现，如团体中人际关系、团队气氛、团体的团结与价值定向、领导与被领导等。社会心理学的核心是人际关系，而人际关系理论和沟通技巧对护理心理学影响重大。

知识链接

　　1879 年以来，整个心理学界出现了过去从未有过的热烈的学术研讨的繁荣局面。在冯特的内容心理学以后，又接二连三相继出现了或反对或继承冯特的理论，或另辟蹊径、独树一帜。各种各样、大大小小的心理学派上百个。这些学派分布广泛，遍布世界各地。

　　这些学派，有从内在的意识去研究的，有从外在的行为研究；有从意识的表层研究，有从意识的深层研究；有从静态，有从动态；还有从生物学、数理学、几何学、物理学、拓扑学、民族学、文化学等其他不同角度去研究的。所有的学派包括相互继承的学派，在它们的心理研究对象、范围、性质、内容以及方法上都既有联系，又各不相同。这百余年心理学发展的速度以及研究成果，远远超过人类历史上对心理研究成果的所有总和，对心理现象探索研究的深度和广度，也都达到了前所未有的程度。

　　心理科学的这 100 多年的历史，主要地集中体现在一些在世界范围内，都曾代表过一个时期的心理学历史发展的倾向、都曾对心理学本身产生过极其深远的影响、都曾客观地左右过心理学历史的发展进程的心理"十大学派"的形成发展上；心理科学 100 余年来所取得的成果，也主要地反映在这些心理学大派的卓有成效的研究成果上。

　　而贯穿心理学百年史的主干线，就是十大学派形成发展的历史。这十大学派是：内容心理学派、意动心理学派、构造主义心理学派、机能主义心理学派、行为主义心理学派、格式塔心理学派、精神分析心理学派、日内瓦学派、人本主义心理学派、认知心理学派。

■ 思考题

1. 护理心理学的研究对象与任务是什么？
2. 试述护理心理学在护理模式转变中的作用。

（陈小玲）

第一篇

心理学基础

第一章

心 理 过 程

　　心理过程是指人对现实的反映过程，是心理活动的发生和发展，即一个人心理现象的动态过程，包括认识、情绪和情感及意志过程。本章将着重探讨认识过程、情绪和情感过程。

第一节　感觉和知觉

【引导案例】▶▶

　　乔纳森是一名画家，在他颇有成就的艺术生涯中，曾经用各种美丽的颜色创作出大量的抽象画。然而65岁时，他由于脑损伤而丧失颜色视觉，变为色盲。从此，他看到自己的画作只是黑色、灰色和白色，看到的只是"肮脏的"或"不合逻辑的"斑点。然而他的故事最终不是悲剧。过了一段时间，他从最初混乱的感觉中恢复过来。他开始探索使用黑、白两色进行艺术创作，崇拜他画作的人把这段时期看做是他艺术生涯中新鲜、有趣的阶段，而不知道是因为脑伤才使他的艺术方向发生了改变。因此，尽管丧失了颜色视觉，乔纳森的感觉过程仍然能够保证他通过艺术形式表达对世界的欣赏和改造。

【案例分析】▶▶

　　乔纳森的故事会引发我们对自己的感觉能力的思考。你是否曾经想知道自己的大脑是如何感受耀眼的色彩、如何听到音乐的曲调和节奏、如何感受酷暑中西瓜的爽口的呢？本节的任务就是要解释和阐述人们的身体和大脑如何对围绕在我们周围的刺激产生感觉和知觉的。

一、感觉

1. 感觉的定义

感觉（sensation）是人脑对直接作用于感觉器官的客观事物的个别属性的反映。感觉是最简单的心理过程，人对客观世界的认识是从感觉开始的，只有通过感觉人们才能获得外界的各种信息。

感觉对于维持大脑皮质处于觉醒状态十分重要。一些心理学家所进行的"感觉剥夺"实验的结果充分证明了这一点。"感觉剥夺"是指将志愿者和外界环境刺激高度隔绝的特殊状态（图1-1）。在这种状态下，各种感觉器官接收不到外界的任何刺激，经过一段时间之后，就会产生病理心理。1954年，加拿大心理学家首先进行了"感觉剥夺"实验：实验中给被试者戴上半透明的护目镜，使其难以产生视觉；用空气调节器发出的单调声音限制其听觉；手臂戴上纸筒套袖和手套，腿脚用夹板固定，限制其触觉。被试者单独待在实验室里，几小时后开始感到恐慌，进而产生幻觉……在实验室连续待了三四天后，被试者会产生许多病理心理现象：出现错觉、幻觉；注意力涣散，思维迟钝；紧张、焦虑、恐惧等，实验后需数日方能恢复正常。这个实验表明，大脑的发育、人的成长成熟是建立在与外界环境广泛接触的基础之上的。只有通过感觉更多地感受到和外界的联系，人才可能更多地拥有力量，更好地发展。

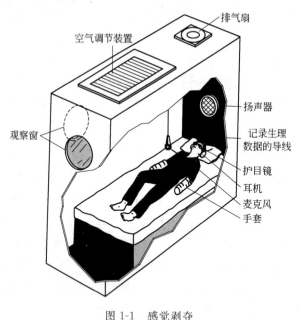

图1-1　感觉剥夺

2. 感觉的分类

人们通过各种不同的感觉器官获得外界或自身的各种信息。根据信息的来源可以把感觉分为两大类。

（1）外部感觉　感受来自外部世界的刺激和作用，反映外部世界客观事物的个别属性，其感受器位于身体表面或接近于身体的表面，如视觉、听觉、嗅觉、味觉和皮肤觉等。

（2）内部感觉　感受身体位置和运动及内脏的不同状态，反映机体运动和内脏器官状态的信息，其感受器位于身体的内部器官和组织内，如运动觉、平衡觉和内脏觉等。

3. 感受性及其影响因素

感受性是指感觉器官对适宜刺激的感觉能力。感受性用感觉阈限的大小来度量。在我们生活的环境中存在着各式各样的刺激，但并不是任何刺激都能引起感觉，例如，我们看不见特别微弱的光线，也听不见特别细微的声音，这是因为刺激强度不够。要引起感觉，刺激必须达到一定的量。这种刚刚能引起感觉的刺激量就称为绝对感觉阈限。低于感觉阈限的刺激，我们是感觉不到的。

感受性可因刺激物的性质、持续时间和相互作用等而发生变化。

（1）感觉的适应 刺激的持续作用引起感受性变化的现象叫做感觉的适应，表现为感受性的升高或降低。一般来说，温度觉、触压觉、嗅觉的适应速度比较快，听觉的适应不大明显，痛觉则很难适应，这显然具有生物学意义。

（2）感觉的对比 同一感受器接受不同刺激而使感受性发生变化的现象叫做感觉的对比。分为同时对比和先后对比两类。

（3）后像 当刺激停止作用以后，感觉并不立即消失，还能保持一个极短的时间，这种暂时保留下来的感觉印象叫做后像。后像的发生，是由于神经兴奋所留下的痕迹作用，存在于各种感觉之中。例如在夜晚将火把以一定速度做画圈动作，就会出现一个火圈。

（4）联觉 一种感觉器官受到刺激后产生一种特定感觉的同时又产生另一种不同感觉的现象，叫做联觉。联觉可以出现在各种不同的感觉中，最容易产生联觉的是颜色感觉，例如红、橙、黄等类似阳光或者火焰的颜色，使人有温暖的感觉，被称为暖色。

二、知觉

1. 知觉的定义

知觉（perception）是人脑对直接作用于感觉器官的客观事物的整体属性的反映。当客观事物作用于人的感觉器官时，人不仅能够反映这个事物的个别属性，而且可以通过各种感觉器官的协同活动，在大脑中将事物的各种属性联系起来，整合成为一个整体，形成一个完整的映像。

感觉和知觉是两种不同而又不可分割的心理过程，感觉是知觉的基础，知觉是感觉的深入。通过感觉，我们只认识到事物的个别属性，而通过知觉，我们才对事物有一个完整的映像，从而知道它的意义，知道它是什么。感觉的产生是某一感觉器官活动的结果，取决于客观刺激的物理特性；知觉的产生是各种感觉器官协同作用的结果，受个体的经验和态度的影响。

2. 知觉的特性

（1）知觉的选择性 是指人们能迅速从背景中选择出知觉对象的特性。人的周围环境是非常复杂而又不断变化的，但人不可能对全部客观事物都清楚地感知，也不可能对所有事物都做出反应，只能选择其中少数刺激物做出反应。由于知觉的选择性，才使人能够把注意力集中到少数重要的刺激物上，排除次要刺激的干扰，从而更有效地认识外界事物，适应外界环境。人从众多刺激物中选择少数刺激物作为知觉对象发生反应，而把其他刺激物作为知觉对象的背景。知觉对象能够得到清晰的反映，而背景只能得到比较模糊的反映。知觉的对象和背景不是固定不变的，而是相对的，在一定条件下二者可以互相转换。图 1-2 是知觉的对象和背景可以相互转化的典型例子。

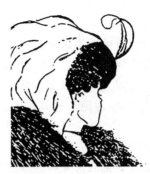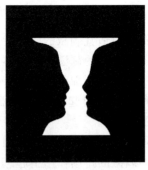

图 1-2　知觉的选择性

（2）知觉的整体性　是指人们在刺激不完备的情况下仍能保持完整知觉的特性。这是因为事物的各个部分和它的各种属性是作为一个整体对人发生刺激作用的，也就是说，客观事物对人来讲是一个复合的刺激物。事物的各个部分和属性分别作用于人的感觉器官，它们之间就形成了固定的联系。过去经验的累积使人能在大脑中把这种联系保存下来，当客观事物作用于人的感觉器官时，人脑会对来自感觉器官的信息进行加工处理，利用已有的经验对缺失的部分加以整合补充，从而把事物知觉为一个整体。图 1-3 中，对三角形的认识，其关键部分就是有三条边构成三个角，其他都不影响对三角形的知觉。

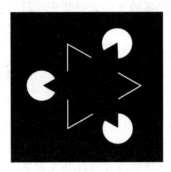

图 1-3　知觉的整体性

（3）知觉的理解性　人的知觉并不是像照相机那样只简单地复制所观察到的事物，而是根据已有的知识经验去理解它，用熟悉的概念去表达它，这就是知觉的理解性。如图 1-4 所示，横向看与竖向看中间的字符是不一样的，这正是以知识经验为基础的理解作用的体现。

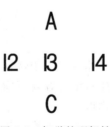

图 1-4　知觉的理解性

（4）知觉的恒常性　人们在物理条件（如距离、光线等）变化的情况下把事物知觉成稳定不变的整体的现象称为知觉的恒常性。如大小恒常性、形状恒常性和颜色恒常性等。

3. 错觉和幻觉

（1）错觉 错觉是在特定条件下对客观事物产生的歪曲的知觉。这种歪曲带有固定的倾向，只要客观条件具备，错觉就必然发生，主观的努力是难以克服的。错觉的种类很多，可以发生在各种知觉中，如视错觉、听错觉等，其中以几何图形错觉最为常见，此外还有形重错觉、运动错觉、时间错觉、方位错觉等。

错觉产生的原因相当复杂，有生理因素，也有心理因素，有主观因素，也有客观因素。人们曾对错觉进行了大量研究，但至今也没有找到一个理想的解释各种错觉现象的理论。错觉有时会给社会实践带来麻烦，造成损失，但是人们也可以根据错觉发生的规律运用错觉为实践服务。例如，军事上的伪装可以起到迷惑敌人、隐蔽自己的作用。

（2）幻觉 指没有外界刺激时产生的虚幻的知觉体验。幻觉与错觉不同，错觉的产生是确实有外界刺激作用于感觉器官而反映不正确，而幻觉的产生并没有外界刺激作用于感觉器官，只是个体虚幻的知觉罢了。幻觉种类很多，如听幻觉、视幻觉、嗅幻觉等。由于其主观感受逼真生动，可引起愤怒、忧伤、惊恐、攻击等情绪和行为。幻觉偶然见于健康者，例如入睡前幻觉，即似睡非睡时出现幻视或幻听；睡醒前幻觉，即将醒而未醒时出现的幻觉；暗示产生的幻觉，某些参与宗教活动的人声称看见了菩萨或神，某些"气功"狂热追逐者也可在暗示下出现幻听、幻视。这些不一定有病理性意义。但应当说，幻觉大多是病理性的。例如对精神病患者来说，幻觉则是一种常见症状，持续很久，是严重的知觉障碍。

知识链接

痛觉研究

痛觉是一种极其复杂的感觉，迄今为止，痛觉的实质和有关机制都还没有完全得到揭示与阐明。痛觉与医学的关系极为密切，在临床上，许多患者都有不同程度的疼痛感觉或主诉。强烈的疼痛不仅导致躯体功能紊乱，影响疾病的治疗和康复，而且对患者的日常心理和生活造成很大的伤害。因此，解除患者的疼痛常常是医护人员最重要的任务之一，医护人员除了要知道痛觉的生理学知识以外，还要懂得有关痛觉的心理学知识。

1. 痛觉的特征

（1）痛觉不存在特定的适宜刺激 诸多感觉均有相对的适宜刺激，如视觉仅对可见光谱产生反应，听觉的适宜刺激是声波，味觉的适宜刺激是溶于水的化学物质。而痛觉与其他的感觉不同，没有特定的适宜刺激，不管什么样的物理因素、化学因素和生物因素，只要是能使组织发生损伤的能量形式都可以致痛。因而痛觉也是多种多样的，例如刺痛、钝痛、烧灼痛、压榨痛和撕裂痛等。

（2）痛觉的主观体验具有显著的个体差异性 过去人们把疼痛看成是一种躯体症状，认为它与损伤的程度成正比，即刺激强度越大，疼痛越剧烈。但是，临床事实证明，这种看法是一种误解。疼痛具有明显的个体差异性。同样的损伤，不但不同的人所感受的疼痛不同，就是同一个人在不同的时候疼痛体验也不一样。

（3）痛觉与情绪的联系是单级的 疼痛通常是与不愉快的情绪和逃避行为相联系的。这一点与其他感觉不同，其他感觉引起的情绪既可能是正性的，也可能是负性的，或者不引起反应。例如，美妙的音乐使人愉快，噪声则使人烦躁。而疼痛即使是对心理健康的人来说，也是只有产生厌恶、痛苦等负性情绪的一种反应。

2. 痛觉的评估

目前，临床上经常采用以下几种方法来评估患者的疼痛。

(1) 患者主诉法　让患者自由表达自己的疼痛。但此法受患者的知识、经验、痛阈等因素的影响，倾听者难以据此准确地评估患者的疼痛程度。

(2) 程度评分法　目前国际上常用的疼痛程度评分法有三类。

① 视觉模拟法：该法比较灵敏，也有一定的可比性，临床上经常采用。具体做法是：在纸上画一条长 10cm 的横线，左端表示无痛，右端表示剧痛，中间部分表示不同程度的疼痛。请患者根据自我感觉在此横线上画一记号，以表示疼痛程度。这样就可以比较准确地评估患者疼痛的变化。

② 口述评分法：个别对视觉模拟法掌握确有困难的患者可改用此法来诉说疼痛的程度（按照 0、1、2……10 分次序报告，0 分时表示无痛，10 分时表示剧痛）。

③ 马盖尔问答法：即 0＝无痛；1＝有疼痛感，但不严重；2＝轻微疼痛，患者不舒适；3＝疼痛，患者痛苦；4＝疼痛较剧烈，有恐惧感；5＝剧痛。

在临床实践中，对患者疼痛的评估，还需要观察患者的表情、活动、睡眠以及饮食情况等。疼痛剧烈时，患者面部有皱眉、咧嘴等痛苦表情；有呻吟、呼叫或痛哭等表现；躯体扭曲或在床上辗转反侧，有时伴有大汗淋漓、失眠等表现，这也是重要的疼痛评估的客观指标。

3. 影响痛觉感受性的因素

对痛觉的研究表明，疼痛的程度与受损伤的程度不是一个简单的平行关系。个体对痛觉的感觉性既受损伤程度、部位、年龄、性别等生理因素的影响，也受一系列心理因素的影响。影响痛觉感受性的心理因素主要有如下几个方面。

(1) 对疼痛的态度　个体对疼痛的态度极大地影响个体的痛觉感受性。例如，第二次世界大战期间，哈佛医学院的一位医生惊奇地发现，当受伤的士兵被送进野战医院时，只有三分之一的士兵感到非常疼痛而要求使用吗啡止痛，大多数士兵或者否认大面积创伤的疼痛，或者只感到轻微疼痛。其实，这些伤员并非完全不能感觉疼痛，在给他们做静脉穿刺不成功时，他们也跟平常人一样抱怨疼痛。以后，这位医生询问一组刚做过大手术的平民百姓，他们也有类似于士兵们负伤的切口，结果 80% 的人声称有剧痛而恳求止痛。他认为，产生这种差别的原因在于对疼痛的态度不同。因为负伤的士兵大多对能从战场上生还而倍感侥幸。但是对于平民百姓来说，动大手术是一件令人沮丧的不幸事件。

个体对疼痛的态度，除了与情境因素有关外，还与个体幼年发生伤痛时父母的态度有关。例如对儿童轻微的外伤有些父母大惊小怪，另一些父母则不以为然，并因此影响到儿童的疼痛体验。儿童在幼年期从父母那里所获得的对疼痛的态度将影响其一生。如果个体从小受到的疼痛警告过多，他就很可能成为一个容易焦虑、对疼痛过于敏感的人。

(2) 注意　个体对疼痛的注意或分心，所产生的疼痛感受也有所不同。例如，在赛场上受伤的运动员由于全身心地投入比赛中，可表现出很高的耐痛阈。在寂静的夜里，患者会感到伤口更痛，而在白天由于各种刺激的干扰，分散了患者对疼痛的注意，反而觉得疼痛轻些。

（3）暗示　暗示对痛觉感受性的影响可用安慰剂的效果来说明。安慰剂是指针对疾病或疼痛所使用的某种无特定疗效的药物，如葡萄糖针剂、维生素片等。临床实验证明，在患者相信所用安慰剂是止痛药物的情况下，安慰剂可使35%的患者在外科手术后的疼痛得以消除，而大剂量的吗啡也只能使75%的患者手术后疼痛减轻。由此可见，暗示对痛觉感觉性的影响是很大的。此外，在催眠过程中，暗示可以使人降低甚至丧失痛觉感受，有人曾使用催眠术代替麻醉药做牙科手术，而患者毫无疼痛的主诉。

（4）情绪　情绪能明显地影响疼痛的感受。研究表明，恐惧、焦虑、失望、不耐烦等负性情绪可使痛阈降低；而愉快、兴奋、乐观等正性积极的情绪可使痛阈提高。有时，仅仅是对"痛"的期待就能提高疼痛的强度。

综上所述，影响个体痛觉感受性的因素多种多样。通常情况下，疼痛都有生理原因，这一点绝不能忽视。同时，根据疼痛也受心理因素影响的特点，医护人员在控制和处理患者疼痛的方法上，除了采用药物（麻醉药、止痛药物等）、生理学方法（针灸、按摩等）外，还应注重心理控制方法。

第二节　记忆与遗忘

【引导案例】 ▶▶

马龙·白兰度在他自传的开头讲述了他的早期记忆："当我回溯我生活的这些年，试图回忆所发生的一切，我发现没有什么事是真正清晰的。我想我的第一个记忆发生在我很小以至于不记得我自己有多小的时候。我睁开双眼，迎着曙光环顾四周，发现厄米（白兰度的家庭教师）还在睡觉，所以我尽自己所能穿好衣服，走下楼梯，每一步都是先迈左脚。我不得不拖着鞋走到门廊，因为我扣不上鞋扣……"

【案例分析】 ▶▶

我们可以花一些时间找寻自己的早期记忆，然后请想一想：你的记忆开始于多久以前？你能否回想起一幕情景，就像白兰度所描述的一样清晰？你的记忆是否受了其他人对于同一事件的影响？然后请你想象一下，如果你没有了对于自己的过去的记忆——你认识的所有人和所有发生的事，将会变成什么样子？没有了这些，你将怎么保存一种"你是谁"的感觉？

人们过去感知过的事物、思考过的问题、体验过的感情、实践过的事情，经过一段时间后，其印象仍保留在大脑里，在一定条件下能重现出来，这就是记忆（memory）。记忆即是人脑对过去经历过的事物的反映。

记忆作为一种基本的心理过程对保证人的正常生活起着重要的作用。它使人积累经验，以便更好地适应环境。在人的个体发展以及在形成人的个性特征中，记忆活动也都起着决定性的作用。没有记忆，人类的心理活动可能永远只停留在直接的感知水平上，如同新生的婴儿，谈不上思维，也没有个体的心理发展。

一、记忆的分类

1. 根据记忆的内容分类

可把记忆分为形象记忆（以感知过的事物形象为内容的记忆）、动作记忆（以做过的动作或运动为内容的记忆）、情绪记忆（以体验过的情绪或情感为内容的记忆）、逻辑记忆（以语词、概念、判断、推理与逻辑思维过程为内容的记忆）。记忆的分类不是绝对的，往往记忆过程中同时呈现几种类型的记忆。

2. 根据记忆活动的特点分类

可把记忆分为瞬时记忆、短时记忆和长时记忆，又称记忆的三个储存系统。

（1）瞬时记忆　是指刺激物停止作用以后，它的映象在头脑中持续一瞬间就消失的记忆，也称感觉记忆或感觉登记。例如我们可通过以下实验体会到感觉记忆的存在：首先闭上眼睛，然后尽可能快地张开双眼再闭上。体会一下，在张开眼睛的一瞬间所看到的鲜明清楚的景象是如何消失的。这就是视觉的感觉记忆。

瞬时记忆尽管只有一瞬间，但它是记忆系统的开始阶段，是信息处理的第一站，为信息的进一步加工提供了材料和时间，对知觉活动本身和其他高级认知活动都具有重要意义。其特点如下。

① 时间极短：图像信息储存的时间为 0.25～1s，声像信息储存的时间为 2～4s。如果不加以注意很快就会消失，如果受到注意，就会转入短时记忆。

② 容量较大：一般来讲，凡是进入感觉通道的信息都可以被登记，其容量是较大的。

③ 形象鲜明：瞬时记忆储存的信息没有经过任何处理，以感觉痕迹的形式存在，形象非常鲜明。

（2）短时记忆　是指一次经验之后，在头脑中能保持 1min 以内的记忆，也称操作记忆或工作记忆。例如我们从电话簿上查到一个需要的电话号码后，立刻就能根据记忆去拨号，但事过之后就记不清了。与瞬时记忆相比，短时记忆是服从当前工作的需要，正在操作着的记忆。

短时记忆的时间虽然短暂，但它是瞬时记忆和长时记忆的中间环节，起着承上启下的作用，是信息的存储与加工不可缺少的重要环节。其特点如下。

① 时间很短：不超过 1min，一般是 30s 左右，如果不复述，很快就会遗忘。如果加以加工处理，就会转入长时记忆。

② 容量有限：一般为（7±2）个项目，也就是说，短时记忆最多可记住 9 个项目，最少可记住 5 个项目，平均值为 7。但是，记忆材料的组织对记忆储存的容量有重要的影响。如经过编排和组织有意义的材料，记忆容量可大大增强。

③ 意识清晰：短时记忆是服从当前任务需要，人正在操作和使用的记忆，所以主体对其具有清晰的意识。

（3）长时记忆　是指信息储存超过 1min 以上直到许多年，甚至保持终生的记忆，也称永久记忆。其编码方式主要是语义编码。其内容一部分是由短时记忆经复述而转入长时记忆的，一部分是由于印象深刻，一次即进入长时记忆。长时记忆是个体积累经验和心理发展的前提，个体对社会的适应，主要就是靠长时记忆中随时可以提取出来的知识和经验。其特点如下。

① 容量无限：与前两种记忆相比，长时记忆系统的容量是没有限制的。有人估计是相当于美国国会图书馆藏书总量的 50 倍（该馆藏书 1000 多万册）。

② 时间很长：长时记忆信息保持的时间是按照小时、日、月、年计算的，最长的可以保持终生。

综上所述，记忆的程序是信息从感觉记忆经注意进入短时记忆，在这里经过复述和编码转入长时记忆。长时记忆是对信息更高水平的编码加工和储存。当需要时信息从长时记忆中提取出来首先回到短时记忆并被人意识到，这就是再认或回忆。记忆三系统之间的关系见图 1-5。

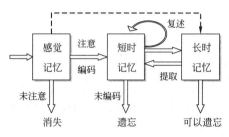

图 1-5　记忆系统模式图

二、记忆的过程

一般认为，记忆过程包括识记、保持、回忆（再认或再现）三个阶段。识记是记忆的第一个阶段，其任务是通过感知、思维、体验和操作等活动获得知识和经验。保持是记忆的第二个阶段，其任务是储存和巩固已经获得的知识和经验。回忆（再认或再现）是记忆的第三个阶段，其任务时提取头脑中储存的知识和经验，用来解决当前的问题。这三个阶段彼此联系，密不可分。因此，记忆的过程也可理解为对输入信息的编码、储存和提取的过程。

1. 识记

即识别并记住事物的过程，或理解为将输入信息改变成脑可接受的形式的编码过程。根据识记的目的性和努力程度可以把识记分为有意识记和无意识记。

（1）有意识记　又称随意识记，指个体有目的、有计划并伴有意志努力的识记。通常表现在系统学习过程中，力求掌握某种知识和技能。根据识记材料的性质和对材料的理解程度，还可将有意识记分为机械识记和意义识记。

① 机械识记：指按照识记材料的外部联系，采用重复的方法进行的识记。例如：对人名、地名、历史年代、电话号码以及对尚未理解的数学公式、科学定理等材料的识记。这类识记的方法在日常生活中多指死记硬背的方法，一般记忆保持的时间不长，但却有助于识记材料的精确化。

② 意义识记：指按照识记材料本身所具有的内在联系，通过理解而进行的识记。理解是意义识记的基本条件，在对学习材料进行分析、综合，弄清其意义和内在联系的基础上，把它与过去已经获得的知识体系联系起来进行再加工，从而使识记材料系统化。这一过程包含复杂的积极主动的思维过程，有助于识记材料的系统化。

（2）无意识记　又称不随意识记，指事前没有明确目的、也无需意志努力的识记过程。这类识记的内容多为零散或偶然获得的。如偶然感知过的事物、阅读过的文章、在一定情况下体验过的情绪、无意间做过的动作等，当时并没有预定的目的去识记它，也没有考虑如何去记住，只是自然而然地就把它们记住了。无意识记具有很大的选择性，凡是对人有重要意义的、符合人们的兴趣需要、能激起比较强的情绪反应的事物，容易被无意识记记住。因此，无意识记在人们的生活、学习和工作中具有一定的作用。人们的许多知识经验，特别是日常生活经验，绝大多数是通过无意识记获得的。

有意识记和无意识记对个体来讲都是必要的，识记的效果受活动的目的、内容、数量、兴趣、学习材料性质以及主体情绪状态的影响。一般而言，有明确目的、易于理解、数量少、主体抱有兴趣、直观形象、有韵律的材料更容易识记。

2. 保持

保持是指识记材料在头脑中储存和巩固的过程，是记忆过程的中心环节，是再认和再现的前提，也是记忆力强弱的重要标志之一。识记材料在记忆的保持中是有变化的。这种变化既会表现在质的方面，也会表现在量的方面，而记忆保持内容的最大变化就是遗忘。

（1）保持　要减少遗忘，提高保持的质量，就要搞清楚哪些因素与保持存在因果关系。研究发现，影响保持效果的因素如下。

① 学习程度：一般把学习程度分为三个级别，即低度学习（识记尚未达到成诵的标准）、中度学习（识记后恰能成诵）和过度学习（识记超过恰能成诵的程度）。在一定程度内，学习程度越高，保持效果越好，当过度学习程度达到150％时，保持效果最好。

② 记忆任务的长久性：日常生活中大家都有这样的体会，只要求临时记住的材料，保持时间是很短的，而要求长期记住的材料，保持的时间就会长一些。

③ 记忆材料的性质：一般来说，以动作为内容的记忆保持最为长久，遗忘最慢；而以形象为内容的记忆也容易保持比较长的时间；以语词为内容的记忆，遗忘得较快。

④ 复习：心理学的研究有力地证明，使知识在记忆中长久保持的最有效方法就是复习。

（2）遗忘　指对识记过的材料不能再认和再现或出现错误的再认和再现的现象，是记忆的内容在量的方面变化最明显的表现，是保持的丧失。遗忘可分为两种：一种是暂时性遗忘，另一种是永久性遗忘。暂时性遗忘是指一时不能再认或再现，但情绪放松或过了不久，在一定条件诱发下，记忆还可能再恢复。比如写文章时，有时对很熟悉的字会突然想不起来，可是过一会儿又会想起来。永久性遗忘是指不经过重新学习，永远不能再认或再现的现象。

遗忘是一个自然的和必需的心理现象。无论识记如何充分，随着时间的流逝，识记的内容或多或少都会遗失一些。它对人的记忆活动除有消极作用外，也有着重要的积极作用。遗忘的积极作用表现为去伪存真，即遗忘可剔除记忆中的"无关"信息，使大脑不至于被大量零碎的、无用的东西所充斥；其次表现为去粗取精，即根据主体自身的知识结构把那些作用不大、价值不高的信息从记忆中剔除出去，这就提高了记忆的质量。

但遗忘所导致的记忆效率降低和信息存储总量减少的消极作用也是不容忽视的。经过对遗忘现象的研究，发现遗忘具有以下规律。

① 遗忘速度与时间有关：德国心理学家艾宾浩斯首先对遗忘现象进行了系统研究。他使用无意义音节作为识记材料，以自己为被试者，用节省法计算出保持和遗忘的数量，绘成一条曲线，称为艾宾浩斯遗忘曲线（图1-6）。曲线表明了遗忘发展的规律，即遗忘的进程是不均衡的，在识记最初阶段的很短时间内遗忘速度很快，以后逐渐缓慢，稳定在一定的水平上，也就是遗忘是"先快后慢"的。自此实验以后，有许多人做了类似的实验，虽略有出

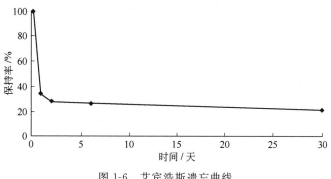

图 1-6　艾宾浩斯遗忘曲线

入，但曲线的趋势大体上相似。

② 遗忘因材料的数量、性质而异：遗忘的速度与识记材料的多少成正比，即材料越多，遗忘越快。无意义的材料比有意义的材料遗忘得多。

③ 遗忘具有选择性：与个体的兴趣、爱好和需要有关系的识记材料不容易遗忘。例如"追星族"对喜爱的明星的资料不易忘记。

此外，遗忘还与记忆者的情绪状态、社会环境和是否主动参与等因素有关。

3. 回忆

回忆是从长时记忆中提取信息的过程，是过去经验的恢复，包括再认和再现，是记忆的关键环节。人类记忆的目的不是储存而是提取，只有能提取出来的信息才能成为人们的知识和经验。如果信息只能保存而在需要时提取不出来，这种保存毫无意义可言。因此，不仅要牢固的保持，更要善于再认或再现。再认是指曾经感知过的事物再度出现时能够辨认出来的过程。再认是记忆的初级表现，是比再现容易和简单的恢复经验的形式。例如多年不见的朋友，再次相遇时能相认，而很久未听的歌曲，再次听到时也知道是以前听过的等。再现是指曾经感知过的事物不在面前时能够回想起来的过程。再现是比再认困难和复杂的恢复经验的形式。例如考试中完成填空、简答、名词解释等题目，就要求再现。一般来说，能再现的都能再认，而能再认的不一定能再现。

三、提高记忆效率的方法

凭借记忆，人们才可以不断储存和积累知识经验，发挥聪明才智。如果没有记忆，人的智力水平将会永远停留在新生儿的状态。从这个意义上讲，记忆是智慧的根源，那么如何提高记忆的效率呢？

1. 创造良好的记忆条件

（1）保持身心健康　大脑是记忆的器官，良好的记忆力依靠大脑的良好状态和身体各器官的健康。合理用脑，讲究心理卫生，包括合理安排作息制度等，有助于提高记忆效率。

（2）积累知识经验　知识经验的积累有利于联想，可以强化新知识的记忆。

（3）锻炼顽强意志　记忆是一项艰苦的脑力劳动，需要克服各种困难才能达到记忆的目的。

（4）培养注意力　随时随地把注意力集中到记忆对象上进行记忆，才能保证记忆效果的提高。心理学实验证明，集中注意力阅读两遍材料比不注意阅读十次的记忆效果好得多。

2. 科学识记

（1）有明确的识记任务　提出明确的识记要求，才可能产生良好的识记效果。例如识记一篇课文，要求编写课文的提纲比不要求的效果要好。

（2）意义识记　理解和发现材料的内在联系，十分有利于提高识记效果。

（3）阅读与背诵相结合　背诵一篇文章的心理学实验表明，阅读和背诵交替进行 4 次，即阅读 2 次后背诵 2 次，比一口气连续阅读 4 次的效果要好。

（4）识记次数适当　无论是背诵课文还是记忆一个定理，识记的次数一般是达到恰能成诵所需的次数再加 50% 最为适当。

（5）排除前摄抑制和倒摄抑制的干扰　排除两种抑制干扰的方法有：识记前后两种材料之间必须保持短时间的间隔（最少 5~10min），以免前后两种学习材料彼此之间发生前摄抑制和倒摄抑制；类似的识记材料不要安排在一起；前后识记的两种材料难易程度要合理安排，加强对识记材料的中间序列部分的识记。

3. 合理复习

提高记忆效果，最大限度地克服遗忘，最根本的措施就是合理地组织复习。

（1）及时复习，经常复习　因为遗忘具有"先快后慢"的规律，所以复习要在遗忘尚未大量发生前及时开始，同时还必须经常复习，不断强化记忆，从而牢固掌握知识。

（2）分散复习　合理地分配复习时间是记忆获得良好效果的重要条件。研究表明，集中复习不如分散复习的效果好。比如，每次复习内容都不宜过于集中；复习两门以上的功课，在时间上不应过于集中，期间要有短暂的休息；要做到"学而时习之"，以平时分散复习为主，再辅以阶段性复习。

（3）复习时力求多样化　通过眼、耳、口、手并用的学习方法，看、听、读、写相结合，以增加接收信息的通道，可以有效地加强记忆。

（4）编写提纲进行复习　这是提高记忆的有效方式，因为可以提高信息储存的组织水平。

（5）采用"记忆术"　记忆术是指把那些没有意义和互不相关的项目，赋予意义和联系而特别设计的记忆窍门。

① 减少记忆"组块"数量：短时记忆的容量一般是（7±2）个项目，即（7±2）个组块。如果要记忆的材料超过上述容量范围，就会增加记忆的难度。如果能把超过记忆广度的材料组合联结成一些大的组块，从而使记忆的组块数量减少，就会提高记忆能力。

② 利用谐音：指利用识记材料的谐音来帮助记忆。例如马克思的生日是 1818 年 5 月 5 日，有人把它分解成 1818 和 55 两组，只要记住"马克思—巴掌—巴掌打得资本家呜呜直哭"这句话，就把马克思的生日记住了。

③ 算术法：或称推算法，是指对一些要记忆的材料进行加减或相乘的方法来帮助记忆。例如十月革命发生于 1917 年，五四运动是 1919 年，中国共产党成立于 1921 年，中间都是相隔 2 年。这样，几个历史年代就都容易记住了。

④ 串联记忆法：为记住某些单词或事物名称，人们常把第一个音节或字母串联起来组成一个字（或词）方法叫做串联法。例如 north（北）、east（东）、west（西）、south（南）四个单词，取首字母，连成一个词 news（新闻），只要记住这个词，前面的四个单词也就容

易记住了。又如英语单词的"词根记忆法"，记住一个词根可以扩展数个单词。

第三节 思 维

【引导案例】 ▶▶

时值夏天，某患者只要睁眼醒来就紧紧抱住冰冷的暖气片不松手，甚至在一日三餐时也不松手。医护人员询问其原因时，患者说："因为暖气是工人阶级制造的，我决心和剥削阶级家庭划清界限，永远和工人阶级在一起。"

【案例分析】 ▶▶

本例为精神分裂症患者，复发时上述精神症状再现，这一症状反映出形象概念与抽象感念之间的联想障碍，即患者混淆了具体的形象概念（暖气片）与抽象概念（工人阶级）之间的界限。这种症状叫做病理性象征性思维，指患者主动地以一些普通的概念、词句或动作来表示某些特殊的、不经患者解释别人无法理解的含意。病理性象征性思维多见于精神分裂症。正常人可以有象征性思维，如以鸽子象征和平，游行时高举红旗象征革命，这样是以传统和习惯为基础，已约定俗成，是彼此能够理解的，而且不会把象征的东西当成现实的东西。

一、思维的定义及特征

思维（thinking）是人脑对客观事物间接的概括的反映。就是平常说的动脑子思考问题。它反映了客观事物的本质特征以及事物之间的规律性联系。间接性和概括性是思维过程的两个重要特征。

所谓间接性，是指通过已有经验或其他事物作为媒介来认识客观事物。例如，早上起来站在窗前看见对面的房顶白了，马路上有冰，便可推想夜里下过雪。夜里下雪时我们并没有直接看见，而是通过房顶和地面的冰雪做媒介推断出来的。人对客观事物的认识，不可能事事都通过实践亲自感知，对许多事物和现象及其规律都是通过某种媒介间接认识的。

所谓概括性是指人脑对同一类事物的本质和规律性的认识。思维的概括性是借助于语言来实现的。例如，水果这个词概括了所有具体水果的共同的、本质的特征。概括性是对个别事物多次感知的结果，从对事物的多次感知中概括出它们的本质和规律。

二、问题解决的思维过程及其影响因素

1. 问题解决的思维过程

思维是由现实存在的问题引起的，从发现问题到解决问题一般要经历四个阶段。

（1）发现问题 解决问题首先必须发现问题，只有善于发现问题又能抓住问题的核心，才能正确地解决问题。发现问题与个体的需要、动机、求知欲和知识经验等有关。

（2）分析问题 对问题进行原因、性质的分析，找出问题的关键所在。分析越透彻越有

利于解决问题。分析问题同样与个体的知识经验有关，知识经验越丰富，在分析问题时就越容易抓住问题的实质。

（3）提出假设　提出解决问题的方案、策略，确定解决问题的原则、方法和途径。这是解决问题的关键。假设的提出是从对当前问题的分析出发的，但也依靠已有的知识经验，依靠直观的感性形象和尝试性的实际动作。

（4）检验假设　由于客观事物的复杂性和人的主观因素影响，提出的假设必须通过实践（直接检验法）和智力活动（间接检验法）来检验，是解决问题的最后一步。

综上所述，从发现问题，找到问题的症结，到提出假设，检验假设，就是我们解决问题的思维过程。在整个过程中，都进行着分析和综合。解决科学的问题是这样，解决临床护理上的问题也是这样。

2. 问题解决的影响因素

解决问题受很多因素的影响，就心理因素而言，主要有以下几个方面。

（1）迁移　指已掌握的知识经验和技能对解决新问题的影响。这种影响可以是积极的、有利于问题的解决，称之为正迁移，例如，毛笔字写得好的人，钢笔字往往也写得不错；也可以是消极的、不利于问题的解决，称为负迁移，例如，学会了骑自行车反而影响学骑三轮车。

（2）定势　是指在过去经验的影响下，对解决相似的新问题时的心理活动倾向性。这种倾向性有时有利于问题的解决，有时妨碍问题的解决。图 1-7 中有九个点，要求笔不离纸且不能倒退连续画四条直线把九个点全连起来，如果在正方形里打转就不能正确解决这个问题，实际上，这个问题的条件并没有说不让越出"正方形"的边界，假如思维灵活，冲破"正方形"的"框框"，问题就迎刃而解了。

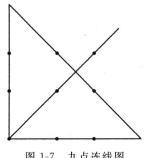

图 1-7　九点连线图

（3）功能固着　人们习惯于看到某个物体的通常功能和用途，而难以看出此物体的其他新功能和用途，因而影响了问题的解决。例如砖的主要功能是建筑功能，但是我们还可以利用它来做武器、画笔、重锤等。功能固着影响人的思维，不利于新假设的提出和问题的解决。

（4）刺激的排列组合形式　这种情况在几何作业和日常生活中经常见到，刺激的空间排列组合不同，可以促进或阻碍问题的解决。如图 1-8 所示，已知一个圆的半径是 2cm，求圆的外切正方形的面积，用这两种方式呈现图形，左图中不容易看出圆的半径与正方形的关系，问题解决就要困难一些，而右图中，人们很容易看出圆的半径与正方形的关系，问题较易解决。

（5）动机强度　动机过弱不能激起解决问题的积极性，在一定范围内，动机增强，解决

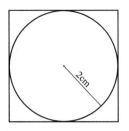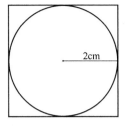

图 1-8 求正方形面积

问题的效率也随之增加，但当动机过度强烈时，会给个体造成很大的心理压力，易出现情绪紧张、注意力涣散、思维紊乱等，反而抑制思维活动，降低解决问题的成效。因此，适中的动机强度最有利于问题的解决。

（6）原型启发 是指从其他事物或现象中获得信息以利于问题的解决。其中具有启发作用的事物或现象叫做原型。作为原型的事物或现象多种多样，广泛地存在于自然界和人类社会之中。例如，人类受到飞鸟和鱼的启发发明了飞机和轮船，模拟蝙蝠定向作用而设计出了雷达等。原型启发在创造性地解决问题中起着很大的作用。

（7）个性特征 人的个性特征对问题解决有着直接的影响。一个有远大理想、富于自信、有创新意识、勤奋、乐观、勇敢、顽强、坚韧、果断、勇于进取和探索的人，能够克服困难去解决许多疑难问题；而一个鼠目寸光、畏缩、懒惰、畏难、拘谨、自负、自卑、遇事动摇不定的人，往往会使问题解决半途而废。研究表明，绝大多数有重大贡献的科学家、发明家和艺术家，都有强烈的事业心和积极的进取心。他们善于独立思考，勤于钻研，富于自信，勇于创新，有胆有识，有坚持力等。此外，人的能力、气质类型也影响对问题的解决。

三、判断与决策

我们通过判断（judgment）形成看法、得出结论以及对人和事件做出评估，通过决策（decision）在各个备选项之间做出选择。判断和决策是两个相关的过程。例如，你可能在一个场合遇见某个人，在简短的接触后，会判断这个人真诚、聪明、有趣，然后就可能决定与这个人进一步交往。

关于判断的研究证明，人们经常依赖于启发法而非正规的分析来进行判断。可用性启发法表明人们的判断基于最容易从记忆中提取的信息，例如，给下面四个国家的人口数目按从多到少排序：瑞典、印度尼西亚、以色列、尼日利亚，研究结果证明，被试者对一个国家了解得越多，其对这个国家人口的估计也越高，因此当记忆中的信息不准确时，很容易做出错误的判断（正确答案是印度尼西亚、尼日利亚、瑞典、以色列）。代表性启发法表明人们在进行判断时往往选择有代表性的事例，例如，某家庭有 6 个孩子，是 3 男 3 女，要求判断这 3 男 3 女的出生顺序，男男男女女女和女男女男女男哪个可能性大，一般倾向于认为是后者，实际上这两种顺序有同样的可能性，因为 3 男 3 女的出生顺序有 20 种可能，其中类似前者的只有两个，其余 18 个都是混合型的，混合型有代表性。锚定启发法表明人们通过从最初的起始值开始对估计进行调整来做出判断，即判断过分稳固地"锚定"在最初的猜测上，例如，推销员推销商品时经常使用锚定，他可能会问顾客"想买 1000 元的还是 2000 元的"，一旦顾客被锚定在那个高的估计上，真正的价格 599.99 元看起来就像是一个不错的价格。

做决策的一个最常用的方法，就是判断哪个选择会带来最大的收益或者哪个选择会带来最少的损失。但是，对收益或损失的知觉，常常依赖于形成决策框架的方式。所谓框架即对一个选择的特定描述，例如，假设问一个人如果得到 1000 元的加薪他会有多高兴，如果他根本没有期望加薪，那么这 1000 元的加薪就会如同很大一笔收益让他非常高兴；但是如果他已经被提前告知预期会有一个 10000 元的加薪，而这 1000 元大大少于其预期，就会一点都不高兴甚至很失落。这两种情形都是多挣 1000 元，但是心理效应完全不同，这就是为什么在决策中参照点很重要的原因。因此，在现实生活中，做决策时应该尽量既在收益框架中也在损失框架中考虑问题。例如，汽车推销员说"这辆车有 78％ 的可能性第一年不需要修理"，那么可以形成新框架"22％ 的可能第一年需要修理"。新的框架可能会改变人的决策结果。

第四节　注　　意

【引导案例】 ▶▶

乐乐是个调皮捣蛋的男孩子，他是家里的独苗，所以爸爸妈妈都很宠他。乐乐上课不能集中注意力，在地上乱跑，爱和小朋友聊天，多动。因为注意力极易分散，乐乐在班里各个方面学习效果都不太好，识字基础不好，体育活动不强。

【案例分析】 ▶▶

父母往往会觉得孩子太小，比较宠溺，不注意培养孩子的行为习惯，造成孩子好动、注意力不集中。如乐乐小的时候爱哭，注意力不断被不同的事物吸引，家长为了迎合他的要求，就迁就他不断做不同的事，造成他的不良学习习惯。父母双方有时会有不同的教育方式，或者在孩子活动时经常进行干扰，一会儿让孩子干这，一会儿干那，常常使孩子茫然、无所适从，因此无法专心于干同一件事，或者变得对任何事都兴趣索然。

一、注意的概念

注意（attention）是人的心理活动对一定对象的指向和集中。指向是人以一定的客体作为心理活动的对象。例如，当学生上课时心理活动总是主要指向教师所讲述的内容，而暂时撇开了室内和教室周围所出现或发生的其他事物，如鸟语花香、风声、雨声等。

注意的对象既可以是外界事物，也可以是个体自己的思想、情感或躯体的某些变化。人在同一时间内不能感知环境中的所有对象，也不可能再现记忆中的所有事物，心理活动总是有选择地指向有关对象。被人有选择性地指向的对象的活动总是处于人的意识中心，而其余对象则处于边缘或注意的范围之外，不能被清楚地意识到或不被意识到。注意时人的心理活动范围的缩小，保证了人对事物获得清晰、深刻和完整的反映，即注意的指向。注意本身不是一个独立的心理过程，而是一种伴随感知、记忆、思维、想象等心理过程的一种心理状态。注意不仅是个体进行信息加工和各种认知活动的重要条件，也是个体完成各种行为的重要条件。没有注意的参与，任何心理活动都难以顺利进行。

二、注意的分类

根据注意有无目的以及是否需要意志努力，可以将注意分无意注意和有意注意两种。

1. 无意注意

无意注意也称非随意注意，指事先无预定目的、不需要意志努力的情况下产生的注意，引起无意注意与刺激物的强度、刺激物的对比、刺激的突然变化以及人的自身状态、需要、情感、经验等有着密切关系。在某些刺激物的直接影响下，人会根据自身的需要、情绪、兴趣等不自主地把注意移向这些刺激物并试图认识它。如学生正在教室内上课，突然有人在教室外边走过，学生就不自主地转过头去张望，此即无意注意；又如同学们正聚精会神地听老师讲课，突然出现一声很刺耳的声音，所有的同学包括老师都会将目光投向发声处，探究其发生的情况。

2. 有意注意

有意注意又称为随意注意，是有预定目的的、需要做一定意志努力的并受个人自主调节和支配的注意。例如，护士为患者配药时所保持的注意。影响有意注意的因素有活动的目的与任务、对活动的兴趣与认识、个体的知识经验、活动的组织、个体的人格特征及意志品质等。一般，活动的目的越明确、越具体，越容易引起和维持有意注意；有趣的事物容易引起有意注意；对比较新异的又和自己的知识经验有一定联系的事物，容易维持注意。一个人格顽强、坚毅的人，易于使自己的注意服从于当前的目的与任务。

3. 有意后注意

有意后注意同时具备无意注意和有意注意二者的部分特征，是由有意注意转化而来的一种特殊形态的注意。它有自觉的目的，通常与特定的目标、任务相关联，这与有意注意的目的性特征相符；它无需意志的努力，这与无意注意的无需意志努力的特征相符。简单地说，有意后注意既遵循当前活动的目的又不需要付出意志努力，是一种高级状态的注意，它是从事创造性劳动的必要条件。

三、注意的品质

1. 注意的广度

又称注意的范围，指一个人在单位时间内能清楚地觉察或认识对象的数量。注意的广度主要体现在知觉上，可因条件不同而发生变化。如被知觉对象越集中，排列越规律，越能成为相互联系的整体，则注意范围越广；知觉活动任务越多，注意的广度就越小，对注意对象的认识和经验掌握得越多，注意的广度也越大。

2. 注意的稳定性

注意的稳定性是指注意长时间地保持在某种事物或某种活动上。保持的时间越长，说明注意的稳定性越好。人与人之间注意的稳定性是不完全相同的，此外，同一个体从事不同活动注意的稳定性也是不同的。这和对注意对象的兴趣、当时的情绪状态、对所感受对象的熟悉程度以及当时身体的功能状态等因素均有关系。同时，还应该注意到，注意的稳定性不是一成不变，而是在间歇性地加强和减弱。学生在听课时，不可能在 45min 或 50min 内注意力都保持在高度集中的状态，有时总是要想一些其他的事情，或为教室内、外的其他对象所吸引。

3. 注意的紧张性

注意的紧张性是指注意集中的程度。如果注意集中的程度越高，就表明其紧张性越高。一般来说，注意的紧张性越大，注意的范围也就越小，注意的范围越大，要保持高度紧张性的注意就越困难。因此，在学习生活中，应当控制注意的紧张性，做到有张有弛，这样才能提高学习和工作的效率，有益于身心健康。

4. 注意的分配

注意的分配是指在同一时间内，把注意指向不同的对象或活动上，例如一面注意听课，一面注意记笔记。较好的注意分配决定于两个条件：①同时进行的几种活动中，必须有一些活动是比较熟练的。如上述的记笔记是早已熟练的活动。②注意分配能力的训练。例如飞行员在战斗中的注意分配情况可谓是眼观六路、耳听八方，都是经过长期训练形成的注意分配能力。

5. 注意的转移

注意的转移指根据任务的需要，有目的、及时地把注意从一个对象转移到另一个对象身上，注意的转移与注意的分散不同，注意的转移是有目的、有意识的活动，而注意的分散则是毫无目的、无意识的。例如，正在配药的护士，听到患者的呼救，能马上投入抢救患者的活动，这就是注意的转移。注意转移的意义在于使个体可不断接受和掌握新的信息。注意转移的快慢和难易在客观上取决于新事物的性质和原来注意的紧张度，在主观上取决于人的高级神经活动类型。

每个人注意的广度、稳定性、紧张性，注意的转移和分配都有差异，这与大脑皮质的动能状态有关。正常人通过有意识训练，可改善注意的品质，提高注意能力。

第五节　情绪与情感

【引导案例】▶▶

当你听到自己失去了一次本该到手的晋升机会时，你的大脑神经就会立刻刺激身体产生大量起兴奋作用的"肾上腺素"，其结果是使你怒气冲冲，坐卧不安，随时准备找人评评理或者"讨个说法"。

【案例分析】▶▶

当然，这并不意味着你应该压抑所有这些情绪反应。事实上，情绪有两种：消极的和积极的。我们的生活离不开情绪，它是我们对外面世界正常的心理反应，我们所必须注意的只是不能让我们成为情绪的奴隶，不能让那些消极的心境左右我们的生活。消极情绪对我们的健康十分有害，科学家们已经发现，经常发怒和充满敌意的人很可能患有心脏病，哈佛大学曾调查了 1600 名心脏病患者，发现他们中经常焦虑、抑郁和脾气暴躁者比普通人高 3 倍。

一、情绪与情感的定义及关系

情绪（emotion）与情感（feeling）是人对客观事物是否符合自己的需要而产生的态度体验。人具有自己的主观世界，当外界事物作用于人时，人对待事物都会有一定的态度。根据是否符合主观需要，可能采取肯定的态度，也可能采取否定的态度。当采取肯定的态度时，就会产生满意、喜悦等积极的内心体验；当采取否定的态度时，就会产生悲哀、愤怒等消极的内心体验。无论对客观事物持何种态度，我们都能直接体验到，这种体验反映着客观事物与人的需要之间的关系。

在心理学上，情绪和情感是两个既紧密联系又有区别的概念。情绪通常是在有机体的生物需要是否获得满足的情况下产生的，例如，由于危险情景而引起的恐惧等。情绪具有较大的情境性和短暂性，并伴随明显的外部表现，例如狂喜时手舞足蹈、愤怒时咬牙切齿等。而情感是在人类社会的历史发展进程中产生的，与社会需要是否满足相联系，例如责任感、自豪感、耻辱感、美感、求知欲等都是情感，是人类所特有的。情感与情绪相比，具有较大的稳定性和深刻性。

二、情绪的分类

情绪和情感复杂多样，从不同的角度、方面可分成不同的类别。

1. 情绪的分类

根据与需要的关系，往往把情绪分为快乐、悲哀、愤怒、恐惧四种常见的基本情绪形式。

2. 情绪状态的分类

根据情绪发生的强度、速度、紧张度和持续性，可以把情绪状态分为心境、激情和应激三种状态。

（1）心境　心境是一种具有感染性的、微弱而持久的情绪状态。这种情绪状态一般是弥散性的，而不是针对某一事物的特定体验，通常称之为心情。当人们处于某种心境时，往往会以特定的情绪看待周围事物，从而影响人的行为表现。

（2）激情　激情是一种强烈的、爆发式的、短暂的情绪状态。通常是由对个体具有重要意义的事件所引起的。处于激情状态时，人的意识范围狭窄，理智分析能力受到限制，控制能力减弱，不能正确地评价自己行为的意义及后果，因而往往出现不顾一切的行为。

（3）应激　应激是由出乎意料的紧急情况所引起的一种非常强烈的情绪状态。当人们遇到突然出现的事件或意外发生的危险时，为了应付这类瞬时变化的紧急情境，就必须果断地采取决定，迅速地做出反应，而应激正是在这种情境中产生的内心体验。例如，司机在驾驶过程中出现危险情景的时刻，人们在遇到重大的自然灾害的时刻，就需要根据知识经验和集中意志力，迅速地判明情况，果断地做出决定和反应。

三、情绪理论

1. 外周说

美国心理学家詹姆斯（1884）和丹麦心理学家兰格（1885）提出情绪是自主神经系统活动的产物。詹姆斯认为情绪是对身体变化的知觉，先有机体变化，再有情绪，"悲伤由哭泣引起"，"愤怒由打斗招致"。兰格认为情绪是内脏活动的结果，尤其与血管变化有关。例如：酒和某些药物之所以引起情绪的变化，原因在于它们引起了血管的活动。二者的理论在具体描述上不同，但基本观点是相同的，即刺激引起生理反应，进而引起情绪体验。

2. 评价-兴奋说

美国心理学家阿诺德于 20 世纪 50 年代提出了情绪的评价-兴奋说，强调情绪的来源是对情境的评价，而这种评价是在大脑皮质产生的。阿诺德认为，情绪的产生取决于人对情境的认识和评价。通过评价来确定刺激情境对人的意义；情绪的产生是大脑皮质和皮质下组织协同活动的结果。大脑皮质的兴奋是情绪过程的重要条件。

3. 认知-激活理论

美国心理学家沙赫特于 20 世纪 60 年代提出了情绪的认知-激活理论。认为情绪的产生不单纯地决定于外界刺激和机体内部的生理变化，而把情绪的产生归因于三个因素的综合作用，即刺激因素、生理因素和认知因素。他认为，认知因素中对当前情境的估计和过去经验的回忆在情绪形成中起着重要作用。例如，某人在过去经验中遇到某种危险的情境，但能平安度过，当他再次经历这种险境时，回忆起过去的经验，便能泰然自若。也就是说，当现实情境与过去建立的经验模式相一致并相信能应付时，人就没有明显情绪；当现实情境与预期和愿望不一致而感到无力应付时，就会产生紧张情绪。这种学说更加强调人的认知过程对情绪的调控作用。

四、情绪的表达

1. 外部表现

在情绪发生时人体各部分的动作变化称为表情，包括面部表情、身段表情和言语表情。

2. 生理变化

情绪发生时，除了机体的外部表现以外，还伴随一系列有关的内部生理变化。主要包括循环系统、呼吸系统、皮肤电、脑电波以及内外分泌腺等方面的变化。

第六节　意　　志

【引导案例】▶▶

1917 年 8 月，刘伯承在战斗中眼部受伤，给刘伯承医治眼伤的德籍医生阿大夫看过刘伯承的眼伤后，决定对刘伯承施行全身麻醉的手术。刘伯承从阿大夫口中了解到施用麻醉药有可能对大脑神经带来不良影响，坚决提出给他做这次手术不用麻醉。手术开始后，阿大夫聚精会神地用锋利的手术刀先将腐肉割去，然后将破碎的眼球挖掉，然后再将断裂的血管缝好……在长达 3 个小时的手术中，刘伯承始终未呻吟一声，直至手术结束。

【案例分析】 ▶▶

可以想象，没有使用麻醉药物进行这样的手术有多么痛苦。那么，是什么原因让刘伯承在手术中始终未呻吟一声呢？答案就是顽强的意志力。

一、意志的概念

人不仅能认识客观世界，对客观世界产生不同的态度体验，而且能有意识、有目的、有计划地改造客观世界，意志就是人们为达到一定目的，自觉地组织自身的行动，并克服各种困难，根据目的需要调整自身的行动，努力实现目的的过程。那种为了达到既定的目标所采取的自觉的行动则称为意志活动。意志有明确的目的，意志行动与克服困难及障碍伴随进行。

二、意志的特点

1. 指向性和目的性

人的意志活动必须指向一定的目标，必须要具备一定的动机和目标，否则就不能称为意志活动，这就是意志的指向性和目的性。

2. 果断性

意志的果断性是指能够明辨是非，迅速而合理的采取决断，并实行所决定的品质，这种品质是以深思熟虑为基础的，能够正确而全面地考虑行动目的和方法，当机立断。

3. 自觉性

这一特点主要说明个体对行为的目的和意义应有充分的认识，并确信自己行为的正确和必要。在此基础上，通过自己的行为努力去达到自己的既定目标。

4. 坚韧性

意志的坚韧性也叫顽固性，主要表现在采取达到某种目的的行为以后，能够在行动受阻时克服困难，排除干扰，坚决地使自己的行动始终指向既定的目标。意志的坚韧性是长期的磨炼而得来的，其含义在于，一方面是指能抵制主观诱因的干扰；另一方面是指持久地坚持决定，锲而不舍，善始善终。

5. 理智性

主要是指为了达到自己所确定的目标，能够善于控制自己的感情，约束自己的行为以便能达到既定目标。

三、意志的培养

坚强的意志品质不是天生的，而是后天培养起来的，是萌芽于小事之初，扎根于实践锻炼之中的。只要努力学习，树立远大的理想，脚踏实地的从小事做起，并不断地进行自我教育，利用日常生活中的各种事情，磨炼和锻炼自己，每个人都能成为具有坚强意志品质的人。

1. 树立远大的理想和健康的人生观

顽强意志的动力来自于崇高而伟大的理想和健康的人生观。因为，只有当一个把自己的一生同祖国和人民的命运紧密联系起来，立志为祖国和社会而献身时，他的服从于这一目的的一切具体行动，才会获得丰富的社会意义，才有可能以巨大的动力克服个人遭遇的种种困难。

2. 在行动中培养意志

不积跬步，无以至千里。坚强的意志不是一朝一夕就能形成的，而是在日常学习、工作和生活实践中逐步培养起来的，如按时到校、按时交作业这样一些小事。一个人若能锲而不舍、善始善终，那他的意志必然会得到良好的锻炼。相反，总是为自己找借口，总是明日复明日，那他必定成为意志薄弱的人。

3. 增强意志的自我教育

当一个人自己提出特别的任务去培养和加强自己的意志，并且在这方面采取实际行动时，这就是意志的自我教育。意志的自我教育主要通过自我提醒、自我约束、自我反省不断地鞭策和激励自己，去达到既定的目的。并在不断克服困难、达到目的的过程中，使人的意志品质得到发展。

4. 加强困难的磨炼

只有那些勇于奋斗、知难而上的人才能最终成为意志坚强的人。因此，在学习、工作和生活之中要有意识地培养青年人面对和克服困难的能力，不要过分保护和包办，要让他们经历风雨的洗礼，让他们在挫折和困难面前不自卑、不退缩，并积极地克服内、外障碍，才能在困难和挫折中磨炼意志，积累经验。

■ 思考题

1. 个体心理过程包括哪些方面？其特征和规律是什么？
2. 试述在护理过程中如何应用心理过程的各种规律来提高工作绩效。

（王辉）

第二章

人　格

第一节　人格概述

【引导案例】 ▶▶

国外报道一例患多重人格的女性病例。患者名叫南希，她一身兼具三个人格，除最常出现的人格"南希"外，又有"凯蒂"和"丽莲"两个人格。"南希"胆小怕事，常感焦虑和抑郁，生活中依赖性很强。"凯蒂"对"南希"和"丽莲"一无所知，似乎在一个"黑暗的地方"生活。而"丽莲"则表现得颇为狡猾、迷人和世故，"她"对"南希"的一切了如指掌，对"凯蒂"的行为也稍有了解。在治疗中通过催眠诱导发现，"凯蒂"是从南希14岁的人格中分裂出来的，因为那一年她看到了母亲的不轨行为，于是拿起刀子杀死了母亲。其实当时她有杀母冲动，并无真正砍杀行为。但在"凯蒂"人格中，她一直以为她杀了自己的母亲。"丽莲"是南希生第二个孩子时分裂出来的人格。那一年南希的父母告诉她，他们看见南希的丈夫在路上吻了一个女人。这个消息令南希大为震怒，使她再度达到几欲杀人的程度——于是便又分裂出"丽莲"人格，以处理这种犯罪冲动。

【案例分析】 ▶▶

在一个人身上存在两种或两种以上的人格是一种十分罕见的心理现象，据文献报道，迄今为止只有100个得到证实的例子。具有两个或多个人格的人都有两个或多个不同的名字，他们在表现自己不同的人格时连写字的笔迹甚至脑电波也是不同的，也就是说，在一个人身上出现的两种或多种人格就等于是两个或多个具有各自思想和行为方式的独立的人。

人格是现实生活中个人心理倾向的总和，具有许多属性，通过对人格结构、人格倾向性和人格特征等知识的了解，有助于更好地改善和塑造自我，培养良好的人格品质。

一、人格的概念

1. 人格的概念

人格一词源于希腊语"persona"，原指演员戴的面具及扮演的角色。后来演变为心理学上的意义 personality，即人格，指一个人在人生舞台上的种种表现。心理学家从不同角度对人格概念有着不同的论述，较常用的定义为：人格也称个性，是一个人整体的心理面貌，是具有一定倾向性的、比较稳定的心理特征的总和。

2. 人格的结构

人格是一个复杂的结构系统，它包含着各种成分。主要是人格的倾向性和人格的心理特征两个方面。前者是指人格的动力，后者是指个体之间的差异。

（1）人格的倾向性 是人对客观环境的态度和行为积极性的特征，包括需要、动机、兴趣、信念和世界观等。

（2）人格的心理特征 是在人格结构中，经常、稳定、具有决定意义的成分，包括能力、气质、性格等，即处理事物的水平、方式和方向。

二、人格的特征

（1）独特性与共同性 一个人的人格是在遗传、环境、教育等先天和后天因素的交互作用下形成的。不同的遗传、生存环境及教育环境，形成了各自独特的心理特点。所谓"人心不同，各如其面"，正说明了人格是千差万别、千姿百态的，这就是人格的独特性。另一方面，人的独特性并不排斥人与人之间心理上的共同性，诸如某一个群体、某一阶级或某一民族具有共同的典型的人格特征。

（2）整体性 人格的整体性是指人格虽有多种成分和特质，如能力、气质、性格、需要、动机、价值观、行为习惯等，但它们并不是孤立存在的，而是密切联系、相互制约而组成的一个整体。人的行为不仅是某个特定部分运作的结果，而且总是与其他部分紧密联系、协调一致地进行活动。人格的整体性是心理健康的重要指标，当一个人的人格结构在各方面彼此和谐一致时，他的人格就是健康的；否则，会出现适应的困难，甚至出现"人格分裂"。

（3）稳定性与可塑性 人格具有稳定性的特点是强调内在、本质的自我具有持久性，它对人的行为的影响是一贯的，是不受时间和地点限制的。所谓"江山易改，本性难移"，说的就是人格的稳定性。但稳定性也不是绝对一成不变的，而是随人格的成熟而逐渐加强。所谓稳定是相对的，而可塑则是绝对的。

（4）社会性与生物性 人格既有生物属性，也有社会属性。在考虑人格的本质是社会性的同时，也需考虑人格带有自身的生物学烙印。人的生物属性是人格形成的基础，影响人格发展的道路和方式，但也不能把人格完全归结为先天的或遗传的属性。如果只有人的生物属性而脱离人类社会实践活动，不可能形成人的人格。

三、人格形成的影响因素

人格是在遗传与环境交互作用下逐渐发展形成的。遗传决定了人格发展的可能性，环境决定了人格发展的现实性。

1. 生物遗传因素

由于人格具有较强的稳定性特征，因此人格研究者更注重遗传因素的作用。

① 遗传是人格不可缺少的影响因素。

② 遗传因素对人格的作用程度随人格特质的不同而异。通常在智力、气质这些与生物因素相关较大的特质上遗传因素的作用较重要，而在价值观、信念、性格等与社会因素关系密切的特质上后天环境的作用可能更重要。

③ 人格的发展是遗传与环境两种因素交互作用的结果。

2. 社会文化因素

每个人都处在特定的社会文化之中，文化对人格的影响是极为重要的。其作用表现如下。

① 社会文化对人格重要的作用，特别是后天形成的一些人格特征。

② 社会文化对个人的影响力因文化的强弱而异，这要看文化的要求是否严格，越严格其影响力越大。

③ 社会文化因素决定了人格的共同性特征，它使同一社会的人在人格上具有一定程度的相似性。

3. 家庭环境因素

研究人格的家庭成因，重点在于探讨家庭的差异（包括家庭结构、经济条件、居住环境、家庭氛围等）和不同的教养方式对人格发展和人格差异具有不同的影响。研究发现，权威型教养方式的父母在子女的教育中表现得过于支配，孩子的一切都由父母来控制。在这种环境下成长的孩子容易形成消极、被动、依赖、服从、懦弱，做事缺乏主动性，甚至会形成不诚实的人格特征。放纵型教养方式的父母对孩子过于溺爱，让孩子随心所欲，父母对孩子的教育有时出现失控的状态。在这种家庭环境中成长的孩子多表现为任性、幼稚、自私、野蛮、无礼、独立性差、唯我独尊、蛮横胡闹等。民主型教养方式的父母与孩子在家庭中处于一种平等和谐的氛围当中，父母尊重孩子，给孩子一定的自主权和积极正确的指导。父母的这种教育方式能使孩子形成一些积极的人格品质，如活泼、快乐、直爽、自立、彬彬有礼、善于交往、富于合作、思想活跃等。由此可见，家庭确实是"人类性格的工厂"，它塑造了人们不同的人格特质。

4. 学校教育因素

学校是一种有目的、有计划地向学生施加影响的教育场所，是成长过程中重要的环境因素。学生通过课堂教育接收系统的科学知识，同时形成科学的世界观，通过学习还可以形成与发展学生的坚持性、主动性等优良的人格特征；校风和班风也是影响学生人格形成与发展的重要因素，良好的校风和班风能够促使学生养成积极性、独立性和遵守纪律等品质；教师对学生的人格常具有指导定向作用，有研究表明，在不同的教师的气氛中，学生常有不同的行为表现，教师的公正性对学生也有非常重要的影响，而教师的期望引起的效应称"皮格马利翁效应"；另外，学校是同龄群体聚集的场所，同伴群体常对人格的形成产生巨大的影响。

5. 自然物理因素

生态环境、气候条件、空间拥挤程度等这些物理因素都会影响到人格的形成与发展。比如气温会提高某些人格特征的出现频率，如热天会使人烦躁不安等。但自然环境对人格不起决定性的作用。在不同物理环境中，人可以表现不同的行为特点。

6. 自我调节因素

上述各因素体现的是人格培养的内因，而外因是通过内因起作用的。人格的自我调控系统就是人格发展的内部因素。具有自知的人，能够客观地分析自己，不会把遗传或生理方面的局限视为阻碍个人发展的因素，而会有效地利用个人资源，发挥个人长处，努力地改善自己和完善自我。人是在发展中求生存的。自我调控具有创造的功能，它可以变革自我、塑造自我，不断完善自己，将自我价值扩展到社会中去，并在对社会的贡献中体现自己的价值，把实现自我的个人价值变为实现自我的社会价值。人的自我塑造伴随着人的一生，需要一个人不懈地努力才能完成。

第二节　人格倾向性

【引导案例】 ▶▶

匈牙利诗人裴多菲曾有过"生命诚可贵，爱情价更高，若为自由故，二者皆可抛。"之名句，表达出了人对自由的执著追求。中国无产阶级军事家、中国人民解放军创建人之一、抗战时任新四军军长叶挺在皖南事变时被国民党非法逮捕，在监狱中也写了一首荡气回肠的革命诗歌《囚歌》，表现出他面临着"自由"和"囚禁"的选择时，为了保持一个"人"的尊严，为了保持一个共产党人的革命气节，他宁可选择"囚禁"。

《囚歌》

叶挺

为人进出的门紧锁着，

为狗爬出的洞敞开着，

一个声音高叫着：

——爬出来吧，给你自由！

我渴望自由，

但我深深地知道——

人的身躯怎能从狗洞子里爬出！

我希望有一天

地下的烈火，

将我连这活棺材一齐烧掉，

我应该在烈火与热血中得到永生！

【案例分析】 ▶▶

不同的人拥有相同的生命，却拥有着不同的需要和做事的动机。普通人在正常的生活状态下，需要衣食住行的基本条件来保证生命的正常运行，生命成了第一需要。但是也有一些人比如裴多菲和叶挺，他们却为了自己的更高层次的需要而放弃生命。需要到底是什么？为什么人做事有不同的动机？你在不同的条件下会有什么样的选择呢？

一、需要

1. 需要的概念

需要（need）是有机体内部的一种不平衡状态，它表现在有机体对内部环境或外部生活条件的一种要求。这种不平衡状态包括生理的和心理的两个方面。例如，人饿了得吃饭，渴了得喝水。在需要得到满足后，这种不平衡状态暂时得到消除，当出现新的不平衡时，新需要又会产生。需要是个体活动积极性的源泉。

2. 需要的种类

人的需要是多种多样的，按起源可分为自然和社会需要，按需要指向的对象可分为物质和精神需要。

（1）自然需要和社会需要　自然需要又称生理需要或生物需要，是由生理的不平衡引起的需要，它与有机体的生存和种族的延续有密切的关系，包括进食需要、饮水需要、睡眠的需要、性需要等。社会需要是指与人的社会生活相联系的需要，包括劳动需要、交往需要、成就需要等。社会需要并非与生俱有，是人类在社会环境中发展起来的。

知识链接

交 往 需 要

沙赫特（S. Schachter）曾做过这样一个实验：他以每小时15美元的酬金聘人到一间没有窗户但有空调的房间去住。房内有一桌、一床、一灯，此外别无他物。三餐由人送至门底下的小洞口，住在里面的人伸手可拿到食物。一个人住进这房间后即与外界完全隔绝。有五名大学生应征参加实验。其中1个人只待了20min就要求出来，放弃了实验，3个人待了2天，最长的人待了8天。

这个实验说明，人是很难忍受长时间与他人隔绝的，人们对孤立的容忍力有相当大的个体差异。

（2）物质需要和精神需要　物质需要是对物质生活的需要，既包括自然性的物质需要，如空气、水，又包括社会性的物质需要，如居住环境等。精神需要是各种精神生活的需要，如对科学文化知识的需要，对美的欣赏的需要等。随着社会进步和社会生产力的发展，人类所特有的精神需要不断发展。

3. 需要层次理论

需要层次理论是美国心理学家马斯洛（A. H. Maslow）提出来的。马斯洛将人的需要按其发展顺序由低到高逐级分为五个层次（图2-1）。

（1）生理的需要　是人类最基本、最原始的需要。主要指对衣、食、住、行的需要，是维持人类生存和繁衍的基本需要。

（2）安全的需要　表现为人们要求稳定、安全、受到保护、有秩序、免除恐惧和焦虑的需要。

（3）爱和归属的需要　是个体要求与他人建立情感联系，如结交朋友、追求爱情的需要，归属的需要等，当前两者基本满足后，社会需要就成为强烈的需要。

（4）尊重的需要　包括自尊和受到别人的尊重。这种需要得到满足会使人体验到自己的

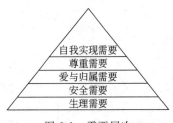

图 2-1　需要层次

力量和价值，增强信心。相反，缺乏自尊会使人产生自卑感，没有足够的信心去克服所面临的困难。

（5）自我实现的需要　是指人希望最大限度地发展自己的潜能，实现自己理想的需要，也是人类最高层次的需要。

马斯洛认为，人类的各种需要虽然有层次高低之分，但它们是彼此关联的，一般情况下，只有当较低层次需要得到一定程度满足后，才会有动力促使较高层次需要的产生。当需要发展到较高层次时，低层次的需要并不消失，只是对人们活动的影响减少而已。

马斯洛还认为，人同时可能有多种需要并存，其中优势需要起主导作用，是个体行为积极性的推动力。不同年龄阶段需要的主题是不同的。例如，婴儿主要是生理的需要占优势，而后这种需要逐渐减弱，安全的需要、爱与归属的需要依次递升。到了青少年初期，尊重的需要日渐强烈。到青年后期，自我实现的需要开始占优势。因此，从需要的发展来看，它是一个波浪式的过程。

二、动机

1. 概述

（1）概念　动机（motive）是推动人的活动，并使活动朝向某一目标的内部动力。人的一切活动都是在动机的推动之下产生的，是建立在需要基础上，但并非一切需要都能够引发人的动机，只有经过大脑的分析评价，把一种或几种主要需要上升为动机。动机是一种内在动力，又称内驱力。

（2）动机的功能

① 始动功能：人的行为是由动机引起的，所以动机具有始动功能。例如，为了解除饥饿而引起寻觅食物的活动。

② 指向功能：动机不仅能激发行为，而且能将行为指向一定的目标或对象。例如，在成就动机的支配下，知识分子放弃舒适的生活条件而到艰苦的地方去工作。动机不同，活动的方向和它所追求的目标也不同。

③ 维持和调节功能：当人的活动产生以后，动机可以维持和调整活动。当活动指向某个目标时，个体相应的动机便获得强化，活动就会持续下去，在遇到困难的时候能予以克服。

2. 动机的种类

依动机的性质可把动机分为生理性动机和社会性动机。

（1）生理性动机　由有机体的本能的需要产生的动机，如吃饭、穿衣、休息等的动机。

（2）社会性动机　以人类的社会文化需要为基础而产生的动机，如交往动机、成就动机、权力动机等。

3. 动机的冲突

在现实生活中，由于人们有多种需要，于是就会形成多种动机。如果这些动机同时并存，但不可能同时满足，特别是几种动机在最终目标上相互矛盾或相互对立时，这些动机就会产生冲突。常见的动机冲突如下。

（1）双趋冲突　同时有两个具同样吸引力的目标，但只能从中选择一个，所谓"鱼与熊掌不可兼得也"。例如，晚上既想读书，又想去看电影。

（2）双避冲突　同时面临着两件令人厌恶的事情，都想回避，但是又不得不选择其中一个。所谓"前有狼，后有虎"。例如，对一位必须在手术与药物治疗间做出选择的患者，他既恐惧手术的危险又担心药物的毒副作用，因而深深陷入双避冲突之中。

（3）趋避冲突　某一事物对个体的需要具有利与弊的双重意义时，会使人产生截然相反的动机。一方面是好而趋之；一方面又恶而避之，如"想吃鱼又怕腥"。一个患者希望做手术能治好自己的病，但又害怕手术的风险和痛苦，这种矛盾心理就形成了动机的趋避冲突。

三、兴趣

1. 兴趣的概念

兴趣（interest）是个体对一定事物所持有的稳定而积极的态度倾向，表现为个体对某事物或从事某种活动的选择性态度和积极的情绪反应。它是以认识和探索外界事物的需要为基础的。当个体对某一客体发生兴趣，能调动积极的心理活动，表现出主动地去关注和感知与这一客体有关的事物，以求对客体的深刻理解、掌握和研究。

2. 兴趣的特点

（1）兴趣的倾向性　是指每个人的兴趣都有具体的内容和对象。人不可能对所有事物都抱有同样的兴趣，大多是对某一些或某一事物特别感兴趣。如有人对数学感兴趣，有人对哲学感兴趣。

（2）兴趣的广阔性　是指兴趣的范围大小。有人兴趣广泛，有多种多样的兴趣；有人兴趣狭窄，除了对自己所从事的专业发生兴趣外，对其他任何事物几乎都不发生兴趣。

（3）兴趣的稳定性　指对事物感兴趣持续时间的长短。兴趣稳定而且能保持长久，才能推动人们去深入地钻研他们所感兴趣的事物，从而取得成功。

（4）兴趣的效能　指兴趣对活动产生的效果。如果某种兴趣能够转化为一种力量，成为推动学习和工作的动力，并产生实际效果，这种兴趣就是有效能的；否则，仅仅是一种意向，没有付诸行动不能产生实际效果，那就是没有效能的兴趣。

3. 兴趣的分类

根据兴趣的倾向性不同可分为直接兴趣与间接兴趣。直接兴趣是由事物本身或活动本身引起的兴趣，如学习过程、劳动过程等活动本身的兴趣。间接兴趣是由活动结果引起的兴趣，如对工作获得报酬的兴趣、通过学习取得职业的兴趣。

知识链接

马斯洛的生平

马斯洛（1908—1970），出生于纽约市布鲁克林区。美国社会心理学家、人格理论家和比较心理学家，人本主义心理学的主要发起者和理论家，心理学第三势力的领导人。1926年入康乃尔大学。3年后转至威斯康星大学攻读心理学，在著名心理学家哈洛的指导下，1934年获得博士学位，之后，留校任教。1935年在哥伦比亚大学任桑代克学习心理研究工作助理。1937年任纽约布鲁克林学院副教授。1951年被聘为布兰代斯大学心理学教授兼系主任。1969年离任，成为加利福尼亚劳格林慈善基金会第一任常驻评议员。第二次世界大战后转到布兰代斯大学任心理学教授兼系主任，开始对健康人格或自我实现者的心理特征进行研究。曾任美国人格与社会心理学会主席和美国心理学会主席（1967年），是《人本主义心理学》和《超个人心理学》两本杂志的首任编辑。著名哲学家尼采有一句警世格言——成为你自己！马斯洛在自己漫长的生命历程中，不仅将毕生精力致力于此，更以独特的人格魅力证明了这一思想，成功地树立了一个具有开创性的形象。《纽约时报》评论说："马斯洛心理学是人类了解自己过程中的一块里程碑"。还有人这样评价说："正是由于马斯洛的存在，做人才被看成是一件有希望的好事情。在这个纷乱动荡的世界里，他看到了光明与前途，他把这一切与我们一起分享。"如果说弗洛伊德为我们提供了心理学病态的一半，那么马斯洛则将健康的那一半补充完整。

第三节　能　力

【引导案例】

中国历史上杰出的政治家、思想家王安石曾写过一篇文章《伤仲永》。文中记述了金溪有个叫方仲永的人，世代以种田为业。仲永长到五岁，不曾认识笔墨纸砚，有一天忽然放声哭着要这些东西。父亲对此感到惊异，从邻近人家借来给他，仲永当即写了四句诗，并且题上自己的名字。这首诗以赡养父母、团结同宗族的人为内容。父母将这首诗传给全乡的秀才看。从此，他们指定物品让他作诗，他能立即写好，诗的文章和道理都有值得看的地方。同县的人对他感到惊奇，后来经常请他的父亲去做客，有的人还花钱求仲永题诗。他的父亲认为这样有利可图，每天带着仲永四处拜访同县的人，不让他学习。仲永十二三岁时再让他作诗，写出来的诗便不及从前了。又过了七年，仲永的才能完全同平常人一样了。

【案例分析】

仲永在作诗上有着过人的天赋，最终却成为一个平凡的人。现实生活中我们发现有些人的某些能力很强，有些人的能力一般甚至较弱；也会发现人的能力是会变化的。我们可以通过本节的学习，了解什么是能力以及如何提高自己的能力。

一、能力的概念

能力（ability）是顺利、有效地完成某种活动所必须具备的心理条件，是人格的一种心理特征。

能力总是和人的某种活动相联系并表现在活动中。只有从一个人所从事的某种活动中，才能看出他具有某种能力。能力影响活动的效果。能力的大小只有在活动中才能比较，倘若一个人不参加某种活动，就难以确定他具有什么能力。能力是保证活动取得成功的基本条件，但不是唯一的条件。活动能否顺利地进行，能否取得成功，往往还与人的个性特点、知识技能、工作态度、物质条件、健康状况以及人际关系等因素有关。但是，在条件相同的情况下，能力强的人比能力弱的人更能使活动顺利进行，更容易取得成功。

能力分为一般能力和特殊能力。一般能力即平常所说的智力，是指完成各种活动都必须具有的最基本的能力，如观察力、记忆力、想象力、言语能力、操作能力等。特殊能力是指从事某种专业活动或某种特殊领域的活动所表现出来的那种能力，如画家的色彩鉴别力、形象记忆力、空间想象力等。

二、智力的差异

由于人的遗传素质、后天环境和所受教育以及从事的实践活动不同，人与人之间在能力上存在差异，能力差异主要表现在智力差异上。

（1）智力发展水平的差异　智力的发展在整个人群中成正态分布，这说明非常优秀与智力缺陷者都处于两端，人数很少，而绝大多数人处于中间层次水平。

（2）智力表现的年龄差异　其差异主要表现在三个方面。

① 人才早熟：有的人智力发展较早，年轻时就显露出卓越的才华。如我国秦朝甘罗12岁做上卿；唐朝王勃10岁能做赋，13岁写出脍炙人口的《滕王阁序》。

② 中年成长：人的智力发挥有早有晚，但对于多数人来说，智力突出表现在中年，中年是成长和创造发明的最佳年龄（表2-1）。

表 2-1　不同学科的最佳创造年龄

学科	最佳创造的平均年龄/岁	学科	最佳创造的平均年龄/岁
化学	26～36	声乐	30～34
数学	30～34	歌剧	35～39
物理	30～34	诗歌	25～29
实用发明	30～34	小说	30～34
医学	30～39	哲学	35～39
植物学	30～34	绘画	32～36
心理学	30～39	雕刻	35～39
生理学	35～39		

③ 大器晚成：这些人的才能表现较晚，如达尔文年轻时被认为是智力低下，后来却成为进化论的创始人。

（3）智力类型的差异　人的能力可以在感知觉、表象、记忆、言语、思维等方面表现出一定的差异，如有的人擅长想象，有的人擅长记忆，因而人们在智力方面表现出各有所长、各有所短。

三、影响智力发展的因素

（1）遗传与先天素质　先天素质是人们与生俱来的解剖生理特点。它是智力形成和发展的自然前提和物质基础。早期脑损伤或发育不全的人，其智力发展会受到严重影响。先天素质只能为智力提供形成与发展的可能性，并不能决定智力的发展方向。例如，人的手指长短是由遗传决定的，手指长为学弹钢琴提供了良好的自然条件，但这不能决定将来就一定能成为钢琴家，因为成为钢琴家还需要许多主客观条件。

（2）孕期及婴幼儿时期的营养状况　胎儿生活在母体的环境中，这种环境对胎儿的生长发育及出生后智力的发展都有重要的影响。许多研究表明，母亲妊娠期间服药、患病、大量吸烟、遭受过多的辐射、营养不良等，能造成染色体受损或影响胎儿细胞数量，使胎儿发育受到影响，甚至直接影响出生后婴儿的智力发展。婴幼儿时期是智力发育迅速时期，大脑的发育及功能活动需要依靠足够的营养物质，如此期没有足够的营养摄入，也将影响到智力的发展。

（3）早期经验　在儿童成长的整个过程中，智力的发展速度是不均衡的，往往是先快后慢。美国著名的心理学家布鲁姆（B. S. Bloom）对近千人进行追踪研究后，发现五岁前是儿童智力发展最为迅速的时期。许多研究也证实早期经验对儿童心理发展有很大影响，生动的刺激和社会性刺激有益于儿童感觉能力的发展，与成人交往机会频繁则有利于儿童语言的发展。

（4）教育教学　教育教学对智力的发展起主导作用。一个人能朝什么方向发展，发展水平的高低、速度的快慢，主要取决于后天的教育条件。家庭环境、生活方式、家庭成员的职业、文化修养、兴趣、爱好以及家长对孩子的教育方法与态度，对儿童有很大的影响。如歌德（von Goethe J W）小时候，其父亲就对他有计划地进行多方面的教育，经常带他参观城市建筑物，并讲解城市的历史，以培养他对美的欣赏和历史的爱好；他的母亲也常给他讲故事，每讲到关键之处便停下来，留给歌德去想象，待歌德说出自己的想法后，母亲再继续讲。歌德从小就受到良好的家庭教育，这为他能成为世界著名的大诗人打下了基础。

在教育条件中，学校教育在学生智力发展中起主导作用。学校教育是有计划、有组织、有目的地对学生施加影响，因此，不但可以使学生掌握知识和技能，而且在学习和训练的同时促进了其智力的发展。

（5）社会实践活动　实践活动是人学习知识的重要途径，也是智力发展的重要基础。我国汉代唯物主义哲学家王充就曾提出过"施用累能"和"科用累能"的思想。前者是说能力是在使用中积累的，后者指从事不同职业活动可以积累不同的能力。人的自学能力是在学习活动中形成与发展的；人的组织能力也是在长期的社会实践中逐渐形成的。人的各种能力脱离了具体的实践活动是无从提高和发展的。

（6）个人勤奋与努力　环境和教育是智力形成与发展的外部条件，外因必须通过内因起作用。一个人要想发展智力，除必须积极地投入到实践中去之外，还要充分发挥自身的主观能动性——积极的人格心理特征，即理想、兴趣及勤奋和不怕困难的意志力。著名的物理学家爱因斯坦（Einstein A）在向别人介绍自己的成功经验时写下了一个公式：$A = X + Y + Z$，A 代表成功，X 代表艰苦的劳动，Y 代表正确的方法，Z 代表少说空话。从这个公式看出，爱因斯坦把自己的成功归于多种因素的结合，但勤奋是最重要的因素，因此把它放在首位。

> **知识链接**
>
> ### 情　商
>
> 　　情商（EQ）又称情绪智力，是近年来提出的与智力和智商相对应的概念。它主要是指人在情绪、情感、意念、耐受挫折等方面的品质。情商水平的高低对一个人能否取得成功有着重大的影响，有时其作用甚至要超过智力水平。
>
> 　　情商包括以下几个方面的内容：一是认识自身的情绪，二是能妥善管理自己的情绪，三是自我激励，四是认知他人的情绪，五是人际关系的管理。
>
> 　　情商水平高的人具有如下的特点：社会能力强，外向而愉快，不易陷入恐惧或伤感，对事业较投入，为人正直，富于同情心，情感生活较丰富但不逾矩，无论是独处还是与许多人在一起时都能怡然自得。一个人是否具有较高的情商与童年时期的教育培养有着密切的关系。

第四节　气　质

【引导案例】 ▶▶

　　有一对孪生兄弟，一个出奇的乐观，一个却非常悲观。有一天，他们的父亲欲对他们进行性格改造。于是，父亲把那个乐观的孩子锁进一个堆满马粪的屋子里，把悲观的孩子锁进了一间放满漂亮玩具的屋子里。半天以后，父亲走进悲观孩子的屋子里，发现他坐在一个角落里，泣不成声。父亲看到这些便问道："你怎么不玩那些玩具呢？""玩了就会坏的。"孩子一面哭泣一面回答。父亲又走到乐观孩子的屋子里，发现孩子正兴奋的用小铲子挖着马粪，把散乱的马粪铲得一干二净。他看到父亲来了，高兴地叫到："爸爸，这里有这么多马粪，附近一定有一匹漂亮的小马。哎呀！我要给他弄出一片干净的地方。"

【案例分析】 ▶▶

　　一对孪生兄弟为何会有如此大的差别，这便是他们的气质不同。气质在个体刚刚出生就有所表现，有的新生儿喜吵闹、好动、不认生；有的较平稳、安静、害怕生人。这些差异受胎儿的个体生物组织制约。

　　气质的天赋性决定了气质的稳定性的特征，但它并不是绝对不变的，环境、教育、社会、个人主观因素等对气质都有重要影响作用，也可改变人的气质，它是可塑的。

　　气质（temperament）是心理活动表现在强度、速度、内外倾向性和灵活性等方面的一种稳定的人格心理特征，是个人心理活动的动力特征。

　　气质是个人生来就具有的心理活动的动力特征，相当于我们日常生活中所说的脾气、秉性。主要表现为个人心理活动过程的速度和灵活性（如知觉的速度、思维的灵活度、注意集中时间的长短等）、心理过程的强度（如情绪的强弱、意志努力的程度等）以及心理活动的倾向性（倾向于外部事物或倾向于内部体验）。气质与性格、能力等其他人格心理特征相比，更具有稳定性。

一、气质学说

2000 多年前，古希腊哲学家希波克拉底将人分成四种类型：血液、黄胆汁、黑胆汁和黏液。希波克拉底指出，人体里有四种液体：出自于心脏的血液，出自于肝脏的黄胆汁，出自于胃部的黑胆汁，出自于胸部的黏液。这几种液体在不同人的身体中占有的比例不同，造成了不同人有不同的思维模式和行为方式。这就是古代医学上的体液学说。现代医学和心理学家在此基础上形成了现代气质学说。

二、气质表现

根据气质的特性和气质类型神经过程的特点，四种典型的气质类型的主要外在表现如下。

（1）胆汁质　反应速度快，具有较高的反应性和主动性，能忍受强的刺激，能坚持长时间的工作而不知疲劳，显得精力旺盛，行为外向，直爽热情，情绪兴奋性高，但心境变化剧烈，脾气暴躁，难以自我克制，具有外向性。

（2）多血质　行动有很高的反应性，行动敏捷，有高度的可塑性。活泼好动，行为外向，容易适应外界环境的变化，善交际，不怯生，容易接受新事物，注意力容易分散，兴趣多变，情绪不稳定，具有外向性。

（3）黏液质　反应速度慢，情绪兴奋性低但很平稳，举止平和，行为内向，头脑清醒，做事具有外向性，有条不紊，踏踏实实，但容易循规蹈矩，注意力容易集中，稳定性强，不善言谈，具有内向性。

（4）抑郁质　具有较高的感受性和较低的敏捷性，心理反应速度缓慢，动作迟钝，敏感机智，别人没有注意到的事情他能注意到，胆小，孤僻，情绪兴奋性弱，寡欢，爱独处，不爱交往，做事认真仔细，动作迟缓，防御反应明显，具有内向性。

> **知识链接**
>
> ### 看戏迟到的不同表现
>
> 前苏联心理学家达威多娃的研究表明：同是看戏迟到，四种气质类型的人言行表现各不相同。胆汁质的人跟检票员争执起来，急于想进入剧场，分辩说"剧场的钟走得快了，我不会影响别人"，打算推开检票员找到自己的座位；多血质的人，知道检票员不会放他进剧场，就通过没人注意的侧厅跑到自己座位；黏液质的人看到不让他进场，就想"算了，第一场可能不太精彩，我还是去小卖部等一等，到幕间休息再进去吧"；抑郁质的人则想"我总是不走运，偶尔来一次剧场就这样倒霉"，接着就回家去了。

三、气质发展变化的特点

（1）气质既有稳定性又有可塑性　人的气质类型更多的来自于先天遗传的生物因素，所以比其他个性心理特征更稳定。但是，所处的环境和教育所形成的行为活动方式可以掩盖真实的气质类型。除了少数人具有典型特征外，大多数人都属于中间型或混合型气质。

（2）气质本身并无好坏之分　任何气质类型都有其积极的方面，也都有其消极的方面。例如，胆汁质的人精力旺盛，热情豪爽，但脾气暴躁；多血质的人活泼敏捷，关于交往，但却难以全神贯注，缺乏耐心；黏液质的人做事有条不紊，认认真真，但却缺乏激情；抑郁质的人非常敏锐，却容易多疑多虑。气质对一个人来说没有选择的余地，重要的是了解自己，自觉地发扬自己气质中的积极方面，努力克服气质中的消极方面。任何气质类型的人都可以在事业上获得成功。

四、气质的临床意义

在临床实际工作中，观察分析患者的不同气质倾向对做好心理护理工作十分必要。如对于同样的疾病痛苦，多血质的人可能面部表现非常丰富；胆汁质的人可能无所谓；黏液质的人可能忍耐无声；抑郁质的人则可能叫苦不迭，焦虑不安。通常多血质的人因其比较乐观健谈，对自身疾病的认识较客观，故而医患关系较易沟通，语言劝导往往能奏效。对胆汁质的人则应晓之以理、动之以情，稳定其情绪，宜用"以柔克刚"和"热心肠冷处理"的办法，切忌急躁。黏液质的人因情感不外露，且比较固执己见，对其要进行耐心细致的诱导，防止简单粗暴的说教。而对抑郁质的人，要防止怯懦、多疑、孤僻等消极心理的产生，从各方面给予更多的关怀与帮助，言语要谨慎，杜绝医源性的不良暗示。

第五节　性　　格

【引导案例】▶▶

"我学了四年的医学，现在却在这里搞行政。"王海 2007 年毕业于中国医科大学，现在在政府部门搞行政。领导对王海很不满意，王海也觉得很委屈——毕竟自己是受过高等教育的人。"怎么连一个专科生都比不上？"王海坦言现在很痛苦，一是很多东西需要学习；二是自己的性格偏内向、思想太单纯，不习惯官场的官僚气息。当问及他为什么要选择当公务员时，他坦言说道："我知道自己不喜欢，也不擅长搞行政，但是父母要我从政，我就考了公务员。我想我也会慢慢适应的，现在看来我错了。"

【案例分析】▶▶

性格是与职业相关的，只有将自己性格与环境和职业相匹配，才能成为有效的工作者。

性格（character）是个体对现实的稳定的态度和习惯化了的行为方式。人的性格是在个体的社会实践活动中形成和发展起来的。一个人的性格不仅表现于他做什么，而且表现在他怎么做。比如，有的人工作勤恳认真，而有的人则敷衍了事；有的人待人接物慷慨热情，而有的人则吝啬冷漠。然而，并不是人对现实的任何一种态度都代表他的性格特征。同样，也不是任何一种行为方式都可以表明一个人的性格，只有习惯化了的行为方式，才能表明其性格特征。

一、性格与气质的关系

性格与气质都是描述个人典型行为的概念。这两个概念既有区别，又有密切的联系。

1. 性格与气质的区别

（1）从起源上看　气质是先天的，一般产生在个体发生的早期阶段，主要体现为神经类型的自然表现。性格是后天的，在个体的生命开始时期并没有性格，它是人在活动中与社会环境相互作用的产物，反映人的社会性。

（2）从可塑性上看　气质的变化较慢，可塑性较小；即使可能改变，也较不容易。性格的可塑性较大，环境对性格的塑造作用是明显的。

（3）从评价上看　气质所指的典型行为是它的动力特征而与行为内容无关，因而气质无好坏善恶之分。性格主要是指行为的内容，它表现为个体与社会环境的关系，因而性格有好坏善恶之分。

2. 性格与气质的联系

（1）气质会影响性格的形成　因为性格特征直接依赖于教育和社会相互作用的性质和方法。气质作为性格形成的一种变量在个体发生的早期阶段就表现出来。有些婴儿喜欢哭或笑，有些婴儿安静，另一些婴儿很好动，这些气质特征必然会影响家庭环境，影响父母或其他哺育者的不同行为反应。一个人的性格就是在这种不同性质的教育和社会环境的相互作用过程中逐渐形成的。

（2）气质还影响性格形成和发展的速度和动态　气质可以按照自己的动力方式，渲染性格特征，从而使性格特征具有独特的色彩。例如，同样是乐于助人的性格特征，多血质在帮助别人时，往往动作敏捷，情感明显表露于外；而黏液质者可能动作沉着，情感不表露于外。

（3）性格在一定程度上可以掩盖和改造气质　性格也可以在一定程度上掩盖或改变气质，使它服从于生活实践的要求。例如，侦察兵必须具备冷静沉着、机智勇敢等性格特征。在严格的军事训练的实践活动中，这些性格特征的形成有可能掩盖或改造着胆汁质者易冲动和不可遏止的气质特征。

二、性格的特征

性格是十分复杂的心理现象。它包含着各个侧面，具有各种不同的性格特征。为了解和分析性格结构，心理学家把性格结构划分为四个基本特征。

（1）性格的态度特征　是指个体如何处理社会各方面的关系的性格特征，即他对社会、对集体、对工作、对劳动、对他人以及对待自己的态度的性格特征。人对社会、对集体、对他人、对自己的态度与对待学习、工作、劳动的态度是互相联系的。在多种性格特征中，对社会、对集体所表现出来的性格特征决定着人对其他事物的态度。

（2）性格的意志特征　是指个体对自己的行为自觉地进行调节的特性。主要包括以下几个方面。①自觉性：对自己行动的目的和意义具有明确的认识，并且使自己的行动服从于自觉确定的目的；与此相反的性格特征，则为冲动性、盲目性、举止轻率等。②果断性：指在紧急的情况下，能判明是非，当机立断，做出正确的决定；与此相反的性格特征，则为武断或优柔寡断。③坚韧性：具有这种性格特征的人常常表现为不怕挫折与失败，坚持预定的目的，百折不挠地克服一切困难与挫折。④自制性：表现在支配和控制自己行动方面的性格特征，如冷静、沉着等；与此相反的特征表现为任性、怯懦、易冲动等。

（3）性格的情绪特征　指情绪活动的强度、稳定性、持久性和主导心境等方面的特征。有些人情绪很强烈，难以自控，有些人情绪比较微弱，他们的活动受情绪影响较小；有些人情绪稳定，有些人情绪容易起伏波动；有些人的情绪比较持久，而另一些人情绪很容易减弱或消退；有的人开朗、乐观，而有的人抑郁、消沉。

（4）性格的认知特征　指人们在认知过程中表现出来的认知特点和风格的个体差异，如表现认知活动中的独立性和依存性，独立性者能根据自己的任务和兴趣主动地进行观察，善于独立思考；依存性者则容易受到无关因素的干扰，愿意借用现成的答案。

三、性格的类型

在心理学中，由于性格的复杂性，使性格类型的划分迄今为止未能达到完全的共识，这里介绍几种有代表性的分类。

1. 按心理活动的倾向性分型

瑞士心理学家荣格（C. G. Jung）把人的性格分为外向型和内向型。

（1）外向型　性格开朗、活泼、热情、自信、勇于进取、适应力强，但比较轻率。

（2）内向型　注重内心活动、感情深沉、好沉思，但缺乏自信、反应缓慢、多愁善感、较难适应环境。

2. 按功能优势的特点分型

英国心理学家培因（A. Bain）等人根据理智、情绪和意志三种心理功能在性格结构中何者占优势，把人的性格划分为理智型、情绪型、意志型三种性格类型。

（1）理智型　做一切事情都以理智支配和调节言行。

（2）情绪型　个体的言行都受到情绪的控制和支配，情绪反应明显，体验深刻。

（3）意志型　有非常明确的行动目标和较强的自制力，行动主动而且坚定。

3. 按个体对心身疾病的易患性分型

（1）A型性格　经常充满成功的理想和进取心，因此导致急躁和长期的时间紧迫感，他们好争斗、易激怒，信不过别人，事事都想亲自动手，这类人往往是一些智力较高、能力较强的人。

（2）B型性格　是非竞争型人，他们对受到的阻碍反应平静，喜欢不紧张的工作，爱过悠闲的生活，没有时间紧迫感，有耐心，能容忍，很少有敌意，喜欢娱乐。

（3）C型性格　把愤怒藏在心里加以控制，在行动上表现出与别人过分合作，原谅一些不该原谅的行为，生活和工作中没有主意和目标，尽量回避冲突，不表现负面情绪，屈从于权威等。

四、性格的表现

性格通常有9种表现。见图2-2。

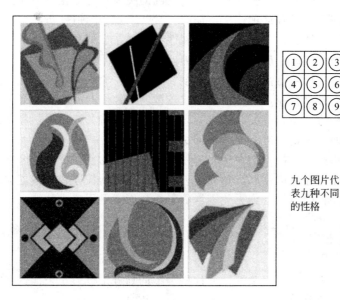

九个图片代表九种不同的性格

图 2-2　性格的 9 种表现

① 无忧无虑、顽皮、愉快。喜欢自由自在、无拘无束的生活。好奇心旺盛，对新事物抱有开放的态度，向往改变，讨厌束缚。

② 独立、前卫、不受拘束。追求自由、不受拘束、自我的生活。工作及休闲活动都与艺术有关。生活方式极具个人色彩，不会盲目追逐潮流，相反地，会根据自己的意思和信念去生活，就算是逆流而上也在所不惜。

③ 时常自我反省、敏感，对于自己及四周的环境能够比一般人控制得更好、更彻底。讨厌表面化及肤浅的东西，宁愿独自一人也不愿跟别人闲谈，但跟朋友的关系却非常深入。不介意长时间独自一人，而且绝少会觉得沉闷。

④ 务实、头脑清醒、和谐。作风自然，喜欢简单的东西，脚踏实地、稳重，值得信赖。能给予身边的人安全感，并有亲切及温暖的感觉。对于俗气的、花花绿绿的东西都不屑一顾，对时装潮流抱着怀疑的态度。

⑤ 专业、实事求是、自信、可担重任。相信自己的能力多于相信命运的安排。对日常生活中所遇到的事物抱有现实的看法，并且能够应付自如。

⑥ 温和、谨慎、无攻击性。很容易认识朋友，但同时享受私人时间及独立生活。需要个人的空间，因此有时会隐匿于美梦当中，但并不是一个爱孤独的人，跟自己及这个世界都能够和睦共处，对现状也非常满意。

⑦ 具分析力、可靠、自信，对事物的灵敏度可以发现到旁人忽略了的东西。高雅、独特、无视任何时装潮流。理想生活是优雅而愉快的，希望接触的人们都是高雅而有教养的。

⑧ 浪漫、爱幻想、情绪化、很感性。拒绝只从一个严肃、理智的角度去理解事物。不接受那些轻视浪漫主义及被理智牵着鼻子走的人，而且不会让任何事物影响到自己丰富的感情及情绪。

⑨ 精力充沛、好动、外向。不介意冒险，特别喜欢有趣的、多元化的工作。积极参与任何比赛活动，并愿意在众人面前大显身手。

知识链接

性格类型与冠心病

　　试验选择两组不同性格（A型性格、B型性格）的个体，围在一张桌子边，桌上放了一瓶上等的白兰地酒。然后医生提出问题，如果谁能在15min内第一个正确地回答问题，就把酒奖给他。试验结果表明：A型性格的人特别认真，紧张兴奋，B型性格的人显得十分轻松与平静。当宣布A型性格的人获胜时，他们则表现异常兴高采烈；如果评委判其错误时，他们就十分气恼；而B型性格的人则平静、坦然。通过对比试验前后的测量数据，发现A型性格被试者血压升高、心率加快、血浆肾上腺素和去甲肾上腺素的含量均比试验前明显升高，且迟迟不能恢复常态；而B型性格被试者的各项指标变化不大。A型性格的人，遇事容易加重心脏负担，增加心肌耗氧量，引起心肌缺氧，从而使血浆中的三酰甘油、胆固醇升高，增加血液黏度，加速冠状动脉粥样硬化形成，这就形成了冠心病的病理基础。

■ 思考题

　　1. 人格形成的影响因素有哪些？

　　2. 简述马斯洛的需要层次理论。

　　3. 试述气质与性格的区别与联系。

　　4. 谈一谈如何对不同气质的患者进行沟通和护理。

（陈小玲）

第二篇

心理与健康

第三章

心 理 健 康

【引导案例】▶▶

　　案例一：心理学家做过一个著名的心理学实验。两只活泼的猴子被分别缚在两张电椅上，电流是每20s激发一次。被电击的滋味当然不好受，它们开始号叫挣扎。然而，猴子不愧为灵长类动物，甲猴子很快发现，它的电椅有一个压杆，只要在电流袭来之前压一下压杆，就可免遭电击；而乙猴子却发现，它的电椅上没有压杆。于是，甲猴子就担负起压杆的责任，他紧张的估算着电流袭来的时间——结果是，要么两只猴子同时逃脱电击，要么它们一起受苦。是逃脱还是受苦，这完全取决于甲猴子，于是甲猴子就背负着超强的心理负荷和责任感，而乙猴子虽然很无奈，却无忧无虑——最后，甲猴子得了胃溃疡，乙猴子却安然无恙。

　　案例二：两位老友相约去做体检，体检结果显示，甲患有不治之症，命不久矣；乙则身体健康。甲得知结果后放弃治疗，抑郁寡欢，终日闷闷不乐，一年后去世。乙一年后再次体检，方知一年前由于医院失误，甲乙两者化验单互换造成误诊，可是现在乙的身体却依然硬朗。

【案例分析】▶▶

　　上述的两个故事表明，心理状态可以影响我们的身体状态，心理状态对我们的健康有着重大的影响。这引起了我们对健康和心理健康的思考：什么是健康？什么是心理健康？它的衡量标准是什么？故本节的任务是明确和解释阐述健康、心理健康、心理健康标准以及心理问题的等级划分。

第一节　心理健康概述

一、正常心理与异常心理的区别

　　见表 3-1。

表 3-1 正常与异常心理的区分

正常与异常区分表		正常		不正常
	健康	不健康		1. 神经症:强迫症;焦虑症;恐怖症;疑病症;自主神经功能紊乱;神经衰弱 2. 严重精神障碍:抑郁症;精神分裂症 3. 人格障碍
		1. 一般心理问题 2. 严重心理问题 3. 神经症性心理问题		

心理问题区分表		一般心理问题	严重心理问题	神经症性心理问题
	刺激因素引起的症状	由于现实生活、工作压力、处事失误等因素而产生内心冲突,并因此而体验到不良情绪	较为强烈、威胁较大的现实刺激,导致痛苦情绪,冲突是现实性的或道德性的	很小的非现实性的、非道德性生活事件刺激,产生强烈的冲突,反复产生冲突,产生痛苦情绪
	病程	不间断持续 1 个月,间断持续 2 个月仍不能自行化解	痛苦情绪间断或不间断地持续 2 个月以上、半年以下	达不到神经症的标准,时间至少 3 个月(惊恐障碍 1 个月)
	严重程度	在理智控制下,效率有所下降,不严重破坏社会功能	在理智控制下,效率有所下降,不严重破坏社会功能	控制不住,表现像神经症、神经衰弱,是其早期阶段。病程不够
	是否泛化	没有泛化,不良情绪仅仅局限于最初事件,相联系事件也不引起此类情绪	内容(反应对象)充分泛化;有时伴有某一方面的人格缺陷	泛化严重

二、健康与心理健康

1. 健康新概念

人人都希望健康,健康是人的基本权利,也是人人都希望拥有的最大财富。但是在不同的历史时期,人类对此问题的理解却不尽相同。

"健康就是没有疾病",这是人们对健康的最初认识。虽然是传统的概念,但却有着不全面与消极的意义。实际上,健康和疾病是人生命过程中两个不同的状态,从健康到疾病是一个从量变到质变的过程,两者没有截然的分界线,而且健康水平还有不同的等级状态。

世界卫生组织(WHO)于 1946 年将健康定义为:"健康,不仅是没有疾病和身体缺陷,还要有完整的心理状态和良好的社会适应能力。"从世界卫生组织对健康的定义中可以看出,与我们传统的理解有明显区别的是,它包含了三个基本要素:①躯体健康;②心理健康;③具有社会适应能力。具有社会适应能力是国际上公认的心理健康首要标准,在现实生活中,心理健康和生理健康是互相联系、互相作用的,心理健康每时每刻都在影响人的生理健康。如果一个人性格孤僻,心理长期处于一种抑郁状态,就会影响内激素分泌,使人的抵抗力降低,疾病就会乘虚而入。一个原本身体健康的人,如果老是怀疑自己得了什么疾病,就会整天郁郁寡欢,最后导致真的一病不起。全面健康包括躯体健康和心理健康两大部分,两者密切相关,缺一不可,无法分割,这是健康概念的精髓。

如今,世界卫生组织关于健康的概念有了新的发展,把道德修养纳入了健康的范畴。新的健康观认为,一个道德健康的人才能身心健康、延年益寿。其内容包括:健康者不以损害他人的利益来满足自己的需要;具有辨别真与伪、美与丑、荣与辱等的观念;能按社会行为的规范准则来约束自己及支配自己的思想行为。

2. 心理健康

心理健康或心理卫生这一次是由国外引入的。据记载，1843 年美国的精神病学者斯惠特（Sweeter）撰写了世界上第一部心理卫生专著，明确提出了"心理卫生"这一名词。1906 年，克劳斯登正式出版《心理卫生》一书，此名词逐渐被正式采用。但真正使生理卫生为世人瞩目的乃是美国的一个叫比尔斯的人。1908 年 3 月，他发表了名著《一颗失而复得的心》，叙述了他因患精神疾病被送进精神病院长达 3 年的住院经历，揭露了精神病患者所遭受的粗暴、残酷、痛苦的折磨和非人的生活，呼吁改善精神病患者的待遇。此书出版后受到社会舆论的重视，比尔斯在各个方面的赞助和鼓励下，同年 5 月在康涅狄克州成立了世界上第一个心理卫生协会组织，推动他所计划的心理卫生运动。1909 年成立了美国全国心理卫生委员会；1917 年出版《心理卫生》季刊，宣传心理卫生常识，影响很大。随后 20 年中，加拿大、法国、比利时等相继成立了心理卫生组织。1930 年 5 月在华盛顿召开了第一届国际心理卫生大会，到会代表有包括中国在内的 53 个国家共 3024 人。中国心理卫生协会于 1936 年 4 月在中国南京成立，因翌年抗日战争爆发，工作被迫停止。1985 年 9 月重新举行了成立大会，目前许多省市都成立了心理卫生协会。在最近的十几年中，中国心理卫生工作得到了迅速的发展，国内有多种心理卫生方面的杂志创刊发行，报纸、电台、电视台亦经常宣传心理卫生方面的知识，介绍心理卫生方面的技术，使心理卫生的思想观念逐渐为广大人民群众所接受。学术研究亦广泛开展起来，每年都有很多心理卫生学术会议召开，许多高等院校和省市建立了心理卫生方面的研究所。

关于什么是心理健康，国外学者多有一些表述。英格里士认为："心理健康是指一种持续的心理情况，当事者在那种情况下能作良好适应，具有生命的活力，而能充分发展其身心的潜能；这乃是一种积极的丰富情况，不仅是免于心理疾病而已。"麦灵格尔认为："心理健康是指人们对于环境及相互间具有最高效率及快乐的适应情况。不仅是要有效率，也不仅是要能有满足之感，或是能愉快地接受生活的规范，而是需要三者具备。心理健康的人应能保持平静的情绪，敏锐的智能，适于社会环境的行为和愉快的气质。"

1946 年，第三届心理卫生国际大会对此定义为：所谓心理健康，是指在身体、智能以及情感上与他人的心理健康不相矛盾的范围内，将个人心境发展成最佳状态。具体表现为：身体、智力、情绪十分协调；适应环境，人际关系中彼此能谦让；有幸福感；在工作和职业中能充分发挥自己的能力，过有效率的生活。除此定义表述外，人们还从不同的方面来进行解释。较为普遍的观点认为心理健康是能够充分发挥个人的最大潜能，以及妥善处理和适应人与人之间、人与社会环境之间的相互关系。具体说，包括两层含义：一是与绝大多数人相比，其心理功能是正常的，无心理疾病；二是能积极调节自己的心理状态，顺应环境，能有效的富有建设性发展完善个人生活。

总而言之，心理健康是现代人的健康不可分割的重要方面，心理健康也称心理卫生，是指以积极的、有效的心理活动、平稳正常的心理状态，对当前和发展着的社会和自然环境以及自我内环境的变化具有良好的适应能力和调节能力。

1981 年，联合国大会通过了《2000 年人人享有卫生保健》的全球战略目标。世界卫生组织（WHO）根据这个目标制定了第七个总体工作规范，规定了"卫生科学和卫生技术"的七项内容，其中之一就是"维护和促进心理卫生"。心理卫生问题已经成为一个全球性的问题，心理卫生的重要性越来越受到全世界的专家和各阶层人士的关注。心理卫生的意义在以下几个方面越来越显现出来。

① 有助于心理疾病的防治。

② 有助于人们心理健康的发展。

③ 有助于推动精神文明建设。

三、心理健康的标准

随着社会文明的不断进步，人们对幸福和健康有了更高的追求。心理健康，这项在早前容易被忽略的人类健康的重要指标，如今正受到越来越多的人的关注。那么判断心理是否健康的标准是什么，诸多的心理学家都提出了自己的看法。

美国心理学家马斯洛的十项标准得到了较多的认可。他指出：

① 有充分的适应能力；

② 充分了解自己，并对自己的能力做恰当的估计；

③ 生活目标切合实际；

④ 与现实环境保持接触；

⑤ 能保持人格的完整和谐；

⑥ 有从经验中学习的能力；

⑦ 能保持良好的人际关系；

⑧ 适度的情绪发泄和控制；

⑨ 在不违背集体意志的前提下，有限度地发挥个性；

⑩ 在不违背社会规范的情况下，个人基本需要能恰当满足。

聂世茂在研究《黄帝内经》后总结出在古人心目中心理健康的 9 条标准是：

① 经常保持乐观心境，"心恬愉为务"，"和喜怒而安居处"。

② 不为物欲所累，"志闲而少欲"，"不惧于物"。

③ 不妄想妄为，"谣邪不能惑其心"，"不妄作"。

④ 意志坚强，循理而行，"意志和则精神专注，魂魄不散"。

⑤ 身心有劳有逸，有规律地生活，"御神有时"，"起居有常"。

⑥ 心神宁静，"恬淡虚无"，"居住安静"，"静则神藏"。

⑦ 热爱生活，人际关系好，"乐其俗"，"好利人"。

⑧ 善于适应环境变化，"宛然从物，或与不争，与时变化"。

⑨ 涵养性格，陶冶气质，克服自己的缺点，"节阴阳而调刚柔"。

此外，我国的心理学家还从适应能力、耐受力、控制力、意志水平、社会交往能力、康复力、愉快胜于痛苦的道德感等方面阐述了心理健康的标准。其中有五条标准值得重视，这就是智力正常、情绪良好、人际和谐、社会适应和人格完整。

心理健康对于一个人是非常重要的，就是一个人的生理、心理与社会处于相互协调的和谐状态，其标准有以下几个方面。

① 智力标准：智力正常是人正常生活的最基本的心理健康条件，良好的智力水平是一切社会人学业成功、事业有成的心理基础。用 IQ 值来表示。智商≥90 为正常，上不封顶，<70 为智力落后。智力不正常的人心理不可能健康，但是 IQ 不能说明一个人的成就，IQ 高也不能保证心理健康。

② 情绪标准：情绪是指人对客观事物是否符合需要所产生的一种主观体验。情绪稳定，而且还得心情愉快才是情绪健康的标志，且情绪的变化应由适当的原因引起，还要与情绪反

应的程度相适宜。

③ 意志标准：是指人自觉地确定活动目标，支配自己行动，克服重重困难，以实现预定目标的心理过程。意志是成功做任何事情的阶梯，如果做事过于优柔寡断、徘徊不前、思前想后或不计后果、草率等，都是意志不健康的表现。

④ 社会适应标准：较好的社会适应性主要包括下面几点。a. 具有较好的适应自然环境的能力；b. 能建立积极而和谐的人际关系，能适应周围的人际关系，人际关系既治病也致病，所以，和谐的人际关系是身心健康之必需；c. 处理和应付家庭、学校和社会生活的能力，如作出决定、解决问题、批判性思维、情绪控制、心理换位、人际沟通等能力。

⑤ "理想的我"与"现实的我"基本相符：研究证明，不能有效地面对现实、处理与周围环境的关系是导致心理障碍、心理疾病的重要原因。所以要面对现实、把握现实、主动适应现实。

⑥ 心理活动特点应符合年龄、性别特点：人的一生要经历各个不同年龄阶段，每个年龄阶段都有该年龄阶段的特点。

⑦ 注意力集中度：注意力是一切活动取得成功的心理保证。如果一个人缺乏注意集中和保持稳定的能力，就不能很好完成有目的的活动，如儿童多动症、成人的焦虑抑郁症等都会存在注意力问题。一般 5～7 岁可连续注意时间约为 15min；7～10 岁为 20min；10～12 岁为 25min；12 岁以上为 30min 甚至更多。

⑧ 人格健全：心理健康的最终目标是使人保持人格的完整性。健康人格就是宽容、悦纳、善待他人，不斤斤计较、怨天尤人、百般挑剔，就是要有自知之明，能正确评价自我。即有正确的人生观和价值观。

⑨ 在不违背大家的利益的前提下，有限度地发挥自己的独特的个性特征。

⑩ 在不违背社会伦理道德规范和法规的情况下，对个人的基本需求能恰当的满足。

四、亚健康

亚健康是一种临界状态。处于亚健康状态的人，虽然没有明确的疾病，但却出现精神活力和适应能力的下降。如果这种状态不能得到及时的纠正，非常容易引起心身疾病。亚健康即指非病非健康状态，这是一类次等健康状态，是介乎健康与疾病之间的状态，故又有"次健康"、"第三状态"、"中间状态"、"游移状态"、"灰色状态"等的称谓。世界卫生组织将机体无器质性病变但是有一些功能改变的状态称为"第三状态"，我国称为"亚健康状态"。

亚健康自测方法如下。

① 是否经常吃油炸食品、高热量食物、腌制食品？

② 是否经常抽烟、喝酒、熬夜、作息时间不规律？

③ 是否经常便秘，大便臭味、冲不净，脸上长斑、长痘、皮肤灰暗？

④ 是否有脑供血不足，表现为头痛、头晕、失眠多梦、记忆力下降、反应迟钝、注意力不集中，肢体麻、胀、痛，步态不稳等？

⑤ 是否有心慌、胸闷、胸口痛，有时是左上肢及背部痛，进一步会出现上楼或劳动时出气困难，严重时可能会有绞痛感等。

⑥ 精神压力大、烦躁、焦虑、易激怒、情绪低落、悲观、厌世，不愿与外界接触。

⑦ 免疫力差，浑身乏力、易疲倦，经常性感冒、口腔溃疡等。

⑧ 性能力下降。中年人过早地出现腰酸腿痛、性欲减退，或男子阳痿、女子过早闭经，

都是身体整体衰退的第一信号。

⑨ "将军肚"早现。25~50 岁的人，大腹便便，是成熟的标志，也是高血脂、脂肪肝、高血压、冠心病的伴侣。

⑩ 脱发、斑秃、早秃，每次洗发都有一大堆头发脱落。

我们可以对照以上"信号"自我检查，具有上述两项或两项以下者，则为"黄灯"警告期，目前尚无需担心，具有上述 3~5 项者，则为一次"红灯"预报期，说明已经具备"过劳死"的征兆；6 项以上者，为二次"红灯"危险期，可定为"疲劳综合征"——"过劳死"的"预备军"。另有三种人易"过劳死"：一是有钱（有势）的人，特别是只知道消费不知道保养的人；二是有事业心的人，特别是称得上"工作狂"的人；三是有遗传早亡血统又自以为身体健康的人。

但是，只要我们平时注意饮食有度，营养均衡，合理安排工作，养成良好的睡眠习惯，戒烟限酒，加强锻炼，培养多种兴趣，保持精力旺盛，心情愉快，我们离亚健康也就远了。

第二节 各年龄段的心理卫生

同一年龄段的人群存在着大致相似的生理和心理特点，而与其他年龄段的人则存在着明显的差异，再加上不同年龄阶段所扮演的社会角色往往不同，所以各年龄阶段间便存在着不同的心理矛盾，构成各年龄阶段独特的心理卫生问题。根据个体不同年龄阶段生理、心理发展特点，研究不同年龄阶段各自独特的心理卫生问题，即个体心理卫生。

一、儿童期

儿童时期是人一生中变化最快的时期，儿童期的心理活动随着年龄的增长而逐渐丰富、复杂。儿童需要家长提供各种各样的信息，给以情感上的支持和行为上的帮助。他们有自尊，需要理解。如果家长不能满足孩子们心理上的需要，对他们心理上的需要漠不关心，那么即使他们的物质生活条件非常优越，他们也会感到不满、苦恼，甚至产生各种各样的心理问题。家长应首先理解儿童心理卫生的重要意义，掌握正确的教育方法。

儿童期有广义和狭义之分，狭义的儿童期是从 6~7 岁至 11~12 岁；广义的儿童期是指从出生到 11~12 岁。其实要说明儿童的心理卫生，必然要涉及儿童期前的个体的各个心理发展阶段。因为个体的心理发展是一个连续的过程，儿童期前的各个发展阶段为儿童期心理的发展奠定了基础，这个基础奠定得好坏对今后的发展至关重要，有时甚至有决定性的作用。

1. 乳儿的心理卫生

从出生到 1 岁的孩子在心理学上称为乳儿期。在吃奶过程中，存在一系列的心理卫生问题。现在公认，乳儿吃牛乳不如吃母乳，不仅营养上有差异，更重要的是母乳喂养可以让小宝宝获得感情上的温暖。据报道，国外某育婴院，保育人员少，采取自动化喂奶的方法，一按电钮就往孩子嘴里灌奶，此做法导致孩子情绪很坏，患病率和死亡率很高。后增加保育人员，并规定抱起来让孩子自由地吃奶，还规定每天抱起孩子玩耍，此后，孩子的情况得到改善。另据研究，即使同样让孩子吃母乳，母亲的态度不同，对孩子的影响也不一样。如果母亲把喂奶当任务，孩子吃着奶，自己想别的、忙别的，这不利于孩子的情感发展；如果把孩子抱在怀里，孩子一边吃奶，妈妈一边微笑着、拍着、抚摸着，孩子就不仅吸进乳汁，而且饱尝了母爱，有利于健康情绪的发展。同时，乳儿吃奶要定时定量，每天喂几次奶，什么时候喂奶，都要有规律，不可孩子一哭就给孩子喂奶。一个成人良好的习惯、有规律的生活方式，往往与乳儿时期吃奶时的习惯有关。

从心理卫生的角度说，孩子对情感的需要与吃奶的需要同等重要。因为乳儿期正是情绪急剧分化、丰富、发展的重要时期，这时如能多加关照，对培养孩子健康的情绪具有重要的意义。所以，孩子所处的环境要优美，经常更换不同色彩的纸带、气球或其他玩具，经常听优雅轻快的乐曲，要经常逗逗孩子，要经常抱抱孩子。有人说孩子不能抱，抱惯了放不下，这是可能的，但不能因小失大。因为经常抱抱孩子，不仅身体接触，让孩子享受爱抚，有利于培养孩子发展良好的情绪，而且对促进孩子的智力发展也有重要意义。孩子一旦被抱起来，视野就会豁然开阔，绚丽多姿的外界就会大量映入眼帘，这对促进孩子的智力发展是有好处的。乳儿从 6 个月起到一周岁，是心理活动急剧发展的时期，同时也是建立"母子联结"的关键时期，如果这个时期能让孩子多与母亲接触，孩子容易培养良好的情绪；反之，如果让孩子长期得不到母爱，孩子就会夜惊、拒食、消化系统功能紊乱，甚至造成发育缓慢。有人还认为，缺乏母爱和长大成人以后患神经症、精神病、心身疾病和病态人格都有关系。

乳儿期的营养也十分重要，因为这时脑细胞仍在分裂增多。如这时缺乏营养，就会影响乳儿脑细胞的数量，对孩子的智力发展产生不利影响。

2. 婴儿的心理卫生

心理学上把 1~3 岁的孩子称为婴儿。婴儿开始懂事了，自我意识也开始发展了，心理卫生的问题也就更多、更复杂。值得高度重视的有如下几点。

（1）断奶的心理卫生问题　断奶对孩子很重要，处理不当会对他幼小的心灵造成重大的精神刺激。比如有的妈妈为了断奶与孩子暂时隔离；有的突然断一次未断成，又突然断一次，接二连三地造成孩子不良情绪的产生；还有的往乳头上涂辣椒面。这都对孩子心理健康不利，容易造成孩子情绪不稳、大哭大闹或者夜惊、拒食，甚至为以后患神经症埋下种子。因此，孩子断奶要有计划、慢慢来，不要搞"突然袭击"。在断奶之前的 2~3 个月里，应给予孩子辅食，量要渐渐增加，使断奶"水到渠成"。

（2）耐心细致地对孩子进行大小便的控制训练　对孩子大小便自我控制训练不宜过早，一般认为从孩子两岁半开始训练为宜。在训练的过程中，要耐心、和蔼，不要埋怨、斥责。据研究，通过严厉斥责甚至打骂来训练孩子大小便自我控制，不但训练过程长，而且容易造成心理创伤。

（3）不要吓唬孩子　人们常看到成人以吓唬孩子来逗孩子，这是不利于儿童心理卫生的。行为主义心理学派的创始人华生曾做过实验，当孩子正在玩弄小猫的时候，突然惊吓他一下；又当他与小猫玩的时候，再突然惊吓他一下。以后他见猫就怕，甚至见到带毛的东西都怕，而且终生在心理上留下痕迹。比如成人说："大老猫来了"、"大狗来咬××了！"，并做出害怕的表情，吓得孩子听话了、老实了，感到很好玩。可孩子是不是也觉得好玩呢？不！他是真的害怕，甚至受到惊吓。惧怕对孩子的个性形成和发展都会产生不利影响的。据研究，孩子先天性的惧怕很少，大多为后天造成的。例如，从来没见过猫的乳婴儿并不怕猫，如果他一抱猫被猫抓一下，或是大人说猫咬人，孩子就会渐渐怕猫，而且，以后还会通过"泛化"，见到带毛的动物就怕，甚至连毛皮衣服都怕。又如，孩子不小心手破了，流点血，父母如大惊失色，这不仅会加重孩子的惧怕和疼痛，而且孩子长大成人也往往痛阈低，连打针都怕痛。孩子总是喜欢模仿父母的行为和举止，父母如果怕狗、怕蛇、怕雷、怕黑暗等，孩子也往往跟着怕。如果孩子从小这也怕、那也怕，谨小慎微，胆小怕事，就会造成人格缺陷，影响心理发展。

3. 幼儿的心理卫生

3 岁至 6～7 岁的孩子处于幼儿期，也叫学龄前期。这个年龄阶段的孩子有的长托在幼儿园，有的仍在家里。家庭和幼儿园都应重视幼儿的心理卫生问题。

首先要让孩子摆正在家庭中的地位，"扮演"好他应当担当的"角色"。存在决定意识，存在也决定一个人的性格形成。幼儿正处于性格勾画蓝图的时期，也是打基础的时期，家庭成员对他的态度，尤其是把他摆在什么位置上、让他担当什么角色，都对他的性格形成起巨大作用。家长对独生子女尤为珍爱，这是人之常情，但不少人往往把母爱和溺爱混淆起来，以孩子为核心，娇生惯养。这从眼前看，孩子随心所欲、欢欢乐乐，父母快慰、心情舒畅。但从长远观点看，并不利于孩子成长，尤其有害于孩子的心理健康。因为这样娇惯的孩子，大都任性、自我中心、自私、无礼、缺乏独立性、怯懦。这样一些不良的性格特点一旦稳定下来，就会变成习惯化的行为方式。将来一旦失去家庭的保护、父母的支持，就会变得胆小、畏缩、人际关系紧张，势必在心理上遭受更多的冲突与创伤。另外，娇生惯养的孩子往往缺乏独立性，缺乏克服困难的毅力和顽强精神，这对他们长大成才也是有影响的。搞好幼儿心理卫生，应当注意以下几点。

（1）让孩子多感受和睦家庭的温暖　这对培养孩子良好的情绪和性格都有重要意义。在一个和睦的家庭里，人们敬老爱幼，互相关心，互相爱护，这种和谐而又温暖的气氛有利于幼儿心理卫生的发展。甚至有人认为，这对形成他终生的道德情操都有意义。相反，有的家庭不和睦，甚至把孩子夹在中间，使孩子无所适从、恐惧不安。经研究证明，这样的孩子易患口吃、夜尿症和胃病等。尤其是破裂的家庭，对孩子的影响更大。据一项少年犯罪的调查来看，少年犯罪出现率最高的是 4 岁左右丧母或丧父的人。另对 135 名少年罪犯调查，其中有 40% 的人出身于破裂家庭。在破裂家庭中，父母离婚对子女的影响更坏，因为丧父母的孩子常受人同情，而离婚者的子女易受人歧视，更有害于心理卫生。

（2）正确对待和处理幼儿的口吃和遗尿症　口吃多是因幼儿模仿或精神突然紧张造成的，男孩大约有 4%，女孩大约有 2%。口吃看起来是件"小事"，但对孩子的心理挫伤很严重，往往形成孤独、退缩、羞怯、自卑等不良性格特征。所以，家长要防止孩子口吃，患了口吃不要讥笑他，更不要打骂他，要鼓励他树立信心，精神放松，慢慢纠正。再是 5 岁以后的孩子尿床，叫做遗尿症。遗尿症除少数是生理原因以外，大都是由精神紧张造成的，也有的是父母对孩子溺爱不加训练造成的。5～6 岁的孩子尿床，自己感到不好意思，家长万万不可再用羞辱甚至责骂的办法企图治好他的遗尿症。因为孩子越紧张，遗尿症越难治好。同时，因遗尿而受责打很容易形成孩子焦虑、抑郁、自卑等不良性格。

（3）正确对待孩子的过失和错误　孩子小，知识经验少，能力不强，许多是非不清，因而出现过失和犯错误都是不奇怪的。成人尚"吃一堑，长一智"，孩子更是在过失和错误中不断学习并增长见识的。基于这个道理，对待孩子的过失和错误要心平气和，教育要耐心细致，尤其要讲清道理，不要让孩子心里感到委屈。经常损伤孩子的自尊心，孩子就更不易接受批评和教育，甚至形成不良的品德和人格。批评教育孩子时父母口径要一致，假如一方批评，一方袒护，就会使孩子是非混淆，不愿接受教育。批评教育孩子的目的不是父母出气或是让孩子服软，而是要引导孩子认识错误，鼓励孩子心情舒畅地改正错误。

（4）支持孩子多做游戏　游戏是幼儿的主导活动，也是身心健康发展的重要途径。要让孩子多玩自己爱玩的游戏，支持孩子们在一起玩，成人不必多加干涉。孩子们多在一起玩，就是学习，就是交际，而且更能饱尝游戏中的乐趣，这对他们身心的健康发展是有益的。

（5）不要无视孩子的独立愿望　幼儿在心理发展上存在一个自我中心时期，3岁就可表现出独立的愿望。虽然他们本领不大，但往往这要自己来、那要自己干，显得不太听话了。常听有的父母说："真气人，才三四岁的孩子就有主意了，就不听话了！"其实，这正是孩子心理发展的一个明显标志，是独立性开始发展的表现。有人称这时为孩子的"第一个反抗期"。这个提法也好，有助于提醒家长和教养员对孩子独立性的重视。这时孩子要求独立，有时不太听话，这是儿童心理发展的客观规律，应该因势利导，切不可违背规律硬是要治服孩子的"强劲"。否则，不仅影响孩子的心理健康，甚至会留下精神创伤，等孩子长大成人易罹患某些心理疾病。

4. 学龄初期儿童的心理卫生

6～7岁至11～12岁的孩子为学龄初期儿童。儿童在这个期间应注意的心理卫生问题仅讲如下三点。

（1）做好孩子从幼儿园进入小学的衔接工作　目前我国幼儿园和小学的衔接问题还没完全处理好，给孩子入学造成不少适应性困难。因此，学校和家庭应重视这个问题。家庭应帮助孩子做入学准备，进行入学教育；学校要布置吸引孩子的环境，和蔼可亲地欢迎新生。比如说，孩子在家和在幼儿园的生活规律与学校大不一样，为了防止突然造成孩子适应困难，可在孩子入学前提前改变饮食、起居规律，使之渐渐与学校要求一致，尤其要教育孩子热爱学习、向往学校。学校若能在准备妥善的基础上让幼儿园的孩子到学校参观，给孩子形成好印象，就更好了。有些粗心的家长和不太懂儿童心理的教师往往不大注意这些问题，使有的孩子焦虑、恐惧、忧郁、压抑，失去了入学前的天真活泼；有的形成"两面人格"，即在家和在学校表现两个样；更有的造成了"学校恐怖症"。一般来说，愉快的学校生活有益于培养身心健康发展的学生，如果让孩子把上学视为精神负担，势必有害于他们的心理健康，甚至形成有缺陷的人格。

（2）不要培养"标准儿童"　所谓标准儿童，就是一切听大人嘱咐，一切按大人意图行事的特别听话的孩子。这样的儿童一般比较安静，很少打架和打闹，遵守纪律，认真听讲，完全听从老师，也可说对自己要求很严格。这样的儿童一般是老师喜欢的学生，也往往是父母盼望的形象。其实，这才是有问题的儿童。因为心理上及早过分防卫，一切按成人的指挥办事，一旦没有大人的指点，就会茫然不知所措，没有独立见解，没有独立适应环境的能力。这样的孩子心理上不健康，人格上有缺陷，而且束缚智力的发展。因此，不管是学校还是家庭，都不要把孩子管得过严、过死。孩子淘气点并非坏事，往往淘气的孩子兴趣更广泛、知识面广、思考问题的思路更广阔，而且心理发展也比较健康。所以教育儿童和对儿童的要求不要面面俱到，什么都管，什么都说，而应让孩子有一定的独立性。只要孩子遵守良好的生活制度，讲卫生，有礼貌，不自私，不说谎，其他问题则不必多加干涉。这样才有助于培养生动活泼、聪明伶俐、身心健康的好儿童。

（3）不要给孩子"加码"　现在小学生的课外负担普遍偏重，这已是应当解决的问题。

可是，有的家长望子成材心切，还额外教孩子东西，给孩子加码，这是不利于孩子身心健康的。另外，家长不要逼着孩子去争一百分或第几名。实际上分数高低并不能完全显示其智力水平，更不能预示未来的成就高低。对小学生要注意培养学习兴趣，鼓励他们生动活泼地学习，切不可让分数把孩子压得直不起腰来、抬不起头来，将头脑束缚得死死的，更不可让他们完成力不从心的学习任务。

目前儿童的教育问题是世界性的问题，我国的独生子女越来越多，儿童承受的心理压力也越来越高，独生子女的问题很多是成人的问题。独生子女的心理卫生应贯穿在其成长的整个过程中，尤其是儿童的成长过程。在我国，儿童期已处于从幼儿园大班到小学的各个年级，近几年心理卫生工作者对小学生和幼儿园的调查、测量发现儿童的心理行为问题比较突出。

郑日昌在《小学生心理卫生》一书中对小学生的心理卫生状况的基本估价是："就普通初等教育体系中的小学生而言，多数学生的心理发育是健康的，心理状态是好的，因国家、地区、经济、社会、文化背景不同，对心理健康的标准、发展水平的理解尚不一致，因而还不能对小学生的心理卫生状况作出精确的数量描述；无论是国内还是国外，小学生的心理卫生问题是普遍存在的，只不过数量的多寡有所差别；我国小学生行为问题的检出率较高……"应该说上述的估计基本是客观的，明确这一现实对于开展儿童的心理卫生也是必要的，儿童期的心理卫生主要应注意以下几个方面。

（1）帮助儿童适应小学的学习生活　儿童要从幼儿园进入小学学习，这一转换并非自然而然，需要帮助儿童做好心理上的准备，及时转换角色。应采取儿童易接受的、活泼的、直观的、趣味的教学方法，重视常规的训练，培养学习兴趣和信心。

（2）创造良好、和谐的校园氛围　儿童的健康成长需要一个良好和谐的校园氛围，这一氛围需要全体教职员工来创造，从良好的班级氛围到学校氛围，既能有效地激发学生的学习热情，又能帮助释放学生的学习压力。教师要有正确的教育观念、合适的教育方法、端正的教育态度，循循善诱。

（3）培养儿童良好的行为习惯　幼儿及儿童期是习惯养成的重要时期，抓紧这个时期培养孩子的好品德、好习惯，就能形成好的品质和性格，但好习惯的形成也是多次重复而形成的，一旦养成，将终生受益。此期应培养儿童有规律的生活习惯、良好的生活卫生习惯、自理生活的习惯、良好的学习习惯、良好的思想品德行为习惯。

（4）培养儿童健康的心理品质　良好的心理品质是儿童今后健康成长的保证，但健康的心理品质的形成过程也是一个不断培养塑造的过程，无论家庭、学校还是社会都有责任承担这一任务。健康心理品质的培养包括多个方面，主要有培养儿童良好稳定的情绪，培养儿童的自信心，培养儿童的竞争意识，培养儿童的合群的品质，培养儿童坚强的意志品质，培养儿童良好的性格，培养儿童诚实、谦逊的品德等。

（5）建立和谐的家庭和师生关系　父母和老师要多与儿童交流，善于鼓励、引导。正确对待儿童的问题，同时老师和父母还要有效地调控好自己情绪。

（6）矫正儿童不良行为　儿童在其正常过程中不可能什么都好，出现一些不良的行为并不是世界末日的来临，更何况我们成人也有不少的行为问题。首先要有正确的态度，不能简单地给儿童轻易地下结论，更不能采取冷漠等不正确的态度和方法去对待，而应加强与儿童的沟通，多给儿童以关心和爱护，要耐心地帮助儿童寻找原因，制订计划和措施，逐步地、反复地、不厌其烦地改进。

二、青少年期

青少年期一般指 11～12 岁至 18～19 岁这段时期。初中阶段（11～12 岁至 14～15 岁）被称为少年期，高中阶段（14～15 岁至 18～19 岁）被称为青春期。处于这两个阶段的青少年正值青春发育时期，故又被称为青春发育期（adolescence puberty）。青少年在躯体方面和心理方面快速发展。表现为身体急剧的生长和变化。肌肉、骨骼等组织全面急剧地成长，生殖系统发育成熟，第二性征逐渐显露。随着身体的发育，青少年必须适应发展中的新自我，同时还必须适应别人对于他的新形象所表现出的反应。然而，由于身心方面的成长不一定能平衡发展。因此，会产生不稳定的现象，在"幼稚"与"成熟"的尺度上会有大幅度的徘徊。

（一）少年期

1. 青少年期的一般心理特点

（1）好胜心强　由于青少年处于生理上的快速成长与成熟时期，精力旺盛，自信心也较强，遇事往往不服输，常要占上风。

（2）韧性不足　由于涉世较少，处事不多，经验欠缺，价值准备不足，能力发展还不充分，虽然遇事热情高，但一受挫折后，往往坚持性不够，韧性不足，便显出气馁、退却等情况。

（3）情绪波动大　青少年的情绪和情感比较丰富，特别关注别人对自己的评价，好奇心强，对外界的人和事都比较敏感，情绪容易受内、外各种刺激因素的影响，起伏波动大。

（4）自我控制能力尚未成熟　我们希望自己生活在理性的力量之中，想运用理智调控情绪，分析问题，作出决定，支配自己的行为。然而青少年由于对事情的认识和理解还比较肤浅，考虑问题缺乏系统性和全面性，因而理性的力量还显得不足，在自我行为的控制上常常显得缺乏力量，因此会出现这样或那样的问题，情绪用事、易冲动是这一特点的反映。

2. 青少年常见的心理行为问题

（1）学习中的不良表现

① 学习无计划　不少青少年学习无计划，表现为"跟着老师走"，老师怎么讲，就怎么听，老师讲什么，就学什么，作业留多少，就做多少，不留作业就不知道干什么。自己没有一个明确的学习计划和学习目标，学习完全凭兴趣所至，有兴趣就学，没兴趣就不学，学习缺乏自觉性、积极性、主动性。由于学习目标不具体、不明确，因而随意性大，学习效果也差。

② 拖拉和应付　学习本身也是一个意志行动过程，学习内容不可能都非常有趣，需要意志努力，有不少的青少年意志品质稍差，自我要求不严，对自己的学习常缺乏有效地控制，抵不住电视机、电脑上网、游戏机等的诱惑，学习和作业采取拖拉和应付的办法，明日复明日，结果可想而知。

③ 疲劳战术与死记硬背　表现为学习上拼时间，常常是晚睡早起，终日读书学习，大脑处于疲劳状态。越疲劳，学习效率越差，就增加时间学习，造成恶性循环。而采用疲劳战术的，以死记硬背为多见，缺乏对知识之间内在联系的深刻理解与把握，不利于形成知识系统和灵活运用，因此效率很低。

（2）生活中的心理行为问题

① 性的困惑问题　生理的发育成熟必然带来心理上的冲动与好奇，但一些青少年对性

科学缺乏应有的了解，常产生对性的神秘感，有些甚至对性过分敏感，内心伴随着羞耻感、焦虑感。部分青少年为了减缓和释放性的压力，出现性幻想、手淫、性梦等，这些属于个人的自慰活动，适当的发生对其缓解性的压力是有益的。有的人对此缺乏应有的认识，产生种种不正确的认识；有的人压抑自己，寻求不正常的疏泄途径。

② 情绪问题多样　青少年经常会面临情绪的困惑，有时情绪反应非常剧烈，或过分焦虑、紧张，或过分抑郁，有时则怒发冲冠，不能自控，有时做错了一点事就非常内疚等。更为严重的是有的青少年在不良情绪的作用下会出现不良行为，甚至是过激的行为，产生严重的后果。

③ 个性不良　青少年的个性正处于定型期、成熟期，然而由于多面的原因，有些青少年存在着许多个性的问题，表现多样，有的冷漠、孤僻，有的偏执，有的敌对，有的敏感、多疑，还有的自负等，少数人会出现人格障碍。

④ 行为习惯不良　青少年日常生活中不良行为习惯表现多样，常见的有沉溺于网吧、游戏厅之中，有的吸烟，有的聚众酗酒，还有少数吸食毒品，甚至有的卖淫、嫖娼等。

3. 青少年期的心理卫生

青少年正处于人的一生中质的转变期，也是心理发展的"多事之年"，因此青少年期的心理卫生工作需要全社会予以高度重视，并扎扎实实地开展，主要有以下几个方面。

① 正确的人生观指导。
② 引导形成正确的自我认知。
③ 加强人际交往的指导，克服交往障碍。
④ 加强学习和科学用脑的指导。
⑤ 培养良好的意志品质，养成良好的行为习惯。
⑥ 引导个性发展，培养良好的个性。
⑦ 引导情绪调控，培养良好、稳定的情绪。
⑧ 以性道德教育统领性科学教育。
⑨ 矫正不良的行为习惯。
⑩ 开展心理咨询活动。

（二）青春期

青春期是指 14～15 岁至 17～18 岁的年龄阶段，性成熟是这个时期最重要的事件。

由于性发育趋向成熟，躯体形态随着内分泌的变化而急剧改变，第一性征的成人化，第二性征的出现，性意识萌动，青少年的心理也随之发生剧烈变化。这个时期是个体心理成熟的转折点，是人生的又一关键时期。

1. 心理"断乳期"

性成熟本身意味着离开父母寻求独立生活的开始，这是生物进化赋予的无意识倾向。青年人的思维和行为都表现出自发地要求摆脱父母的支配，独立自主地按个人意志行动。如果说幼儿期的第一反抗期要求父母承认儿童是具有独立人格的个体的话，那么青春期作为第二反抗期就是要求父母承认青年人是可以离开家庭独立生活的成年人。但是由于社会经济和文化背景的特点，我国的青年人大多数还对家庭有着依赖性，都不可能摆脱父母的意志。这就造成了独立性和依赖性的心理冲突。

青年人的这种心理矛盾还表现在勇于创新又因缺少阅历而带有一定的盲目性；富于理想

又容易脱离现实而成为幻想；热情奔放又缺乏持久性而容易消极灰心，或者从狂热转为颓废；容易接受新异事物，却缺乏对是非的识别和判断力；用天真的、不完整的主观认识和愿望来衡量客观世界，因而常常不满现实；容易产生激情，因而往往失去理智对情绪的控制。诸如此类的矛盾状态常常引起心理冲突，表明青年人还很不成熟，要想独立处世，却还缺乏处世能力。青年人除了自身需要做出相当大的努力外，还需要有社会、学校、家庭的帮助，才能安然度过"心理断乳期"的危机。

2. 性心理冲突

性成熟导致的性欲和性冲动是正常的生理心理现象。青年人，特别是男性青年经常会出现强烈的性冲动，然而这种本能冲动是置于社会意识的控制之下的。处于性饥饿状态下的青年人在性欲冲动的支配下，爱慕异性、主动接近异性、早恋、异性间的亲昵行为乃至出现性行为。

青年人必须把精力集中于学习和工作，用积极的、健康的业余生活转移对性的关注；控制性冲动激情，代之以理智地处理情爱和性爱的关系。要让青年人了解"性解放"已经在西方造成严重的社会后果，不负责任的两性行为导致家庭解体、少女妊娠、性病和艾滋病流行。"性解放"不是什么社会进步。

人类社会对性行为的约束是出于生存和发展的需要，这种约束是以道德和法律的形式出现的。优生、社会稳定、保护少女和妇女的健康、预防性病，都必须实行性约束。青年人在懂得有关道理后，就能比较好地消除性心理冲突。

家庭、学校、社会都应教育青年自尊、自重、爱护名誉、拒绝婚前性行为。男女对等的童贞要求，在本质上区别于封建意识单方面要求女性保持贞洁。在性问题上表现出高度自制力，正是一个人心理成熟和有坚强意志的表现。

3. 罪错预防

青年人心理卫生的重要任务之一是罪错预防。吸毒、性乱、卖淫嫖娼、暴力活动、偷盗抢劫，青年人中间诸如此类的行为有着世界性的增长趋势。在西方，除了"性革命"彻底抛弃了性道德，把性乱合法化以外，最近随着吸毒人数激增，又出现要求吸毒合法化的主张。这对人类如何选择和保持健康生活方式提出了严重的挑战。我们应该始终用全社会的努力来教育和引导青年人选择健康的、符合中华文化传统的生活方式，心理卫生可发挥应有的作用。

引起青春期心理问题的主要原因有以下几点。

① 生长加速：进入青春期后，身体快速增长，开始更多关注自己的外在形象；渴望独立的愿望日益强烈，但由于青少年认识社会的能力还不成熟，思考问题时常表现出感性化、情绪化、极端化。当真正的我和理想中的我之间产生较大差距时就可能导致焦虑、过分敏感或强迫症。

② 性的觉醒：进入青春期后，性激素分泌急剧增多，第一、第二性征快速发育，青少年对此既感到神秘、困惑又充满好奇。自己必须调控这种突如其来的性的唤醒，以和自己尚未成熟的心理水平保持平衡。这种既想探求性的好奇、又对自己的行为不能做出合理解释的矛盾将会产生不安等心理现象。

③ 学习的压力：初中学生由于学习负担过重，成绩不理想，常会产生沉重的心理压力，如长期得不到缓解和指导，就会对学习产生反抗情绪，导致学习困难、注意力不集中、考试

焦虑、学校恐惧症甚至旷课、退学等。

④ 家庭的意外变故：由于初中生正处在发育阶段，此时如果发生家庭变故，如父母离异、亲人病故或自身的意外伤害，能产生抑郁、逃避、自暴自弃等不良心理现象。

我国处于青春期的青少年常见心理卫生问题大致表现在以下几方面。

（1）对性发育的困惑不解　在青春发育期，人体生殖系统开始迅速发育，这是其突出的特点。但有些青少年对自身的性发育及性成熟的生理变化常感到神秘不解。对青少年，要根据他们生长发育的年龄特点及所处的文化背景进行适时、适量、适度的性教育。让青少年知道性道德是人类文明的标志，懂得高尚品德的可贵，在社会上生存，要被社会认可和接纳，就必须遵守社会公德，其中也包括性道德。在进行性教育的同时，还应注意改善不良的外界环境，安排好青少年的业余生活，把他们引导到正当的活动中去，激发他们正当的生活情趣。

（2）独立意向发展迅速　随着年龄的增长，青少年与社会的交往、接触越来越广泛。他们渴望独立的愿望也日益变得强烈。成年人应针对青少年独立意向的发展，尊重他们正确的意见，有事与他们商量，逐渐给他们更多的独立权利，同时也对他们提出更高的要求。这样才能帮助他们正确地发展其独立性，培养他们的独立能力。

（3）伙伴关系密切　多数少年都具有群体观念，他们常感到在群体当中有一种安全感。他们的言行、爱好、衣着打扮都互相影响，信任伙伴胜过信任家长和老师，他们互相倾吐内心的秘密和苦恼，也经常从伙伴那里得到同情、理解和温暖，而这种情感从成人那里却难以得到。因此，父母和老师应关心他们交朋友的情况，并敏锐地发现问题，及时进行疏导。

（4）认识社会的能力还不够强　青少年虽然独立意向发展很快，但他们对社会的认识能力不成熟。在思考问题上常表现出直观易感性。青少年的情感还不够稳定，容易从一个极端走向另一个极端，这提示我们对青少年要因势利导，做好疏导工作，从而提高他们认识社会的能力，减少心理卫生问题的产生。

（5）学习压力　中学生学习负担过重，常给他们带来沉重的心理压力。如由于青少年承受不了这些心理压力，有时会表现出异乎寻常的反抗情绪，形成家庭暴力。有极个别人甚至走上自杀道路。

（6）易有不良习惯和沾染不良嗜好　青少年好奇心及模仿性强。这种心理状态使他们很容易受别人影响。

如何正确引导青少年讲求心理卫生是家庭、学校和社会的共同责任。我们应该把对青少年的担忧变成了解、理解和关心，培养和发扬青少年的优点，如思维敏捷、对新生事物敏感、勇敢、热情、有朝气、积极向上。帮助他们树立远大理想，培植健康的心理状态，使他们身心健康地成长，帮助他们顺利地度过青春发育期。

三、青年期

18～19 岁至 40 岁称为青年期。

（一）青年期心理特点

1. 生理发育成熟

青年在 22 岁左右形态发育完全成熟。此时骨骼已全部骨化，身高达最大值，第二性征在 19～20 岁彻底发育完成，男女体态区分明显。进入青年期的人，各项生理功能日渐成熟：脉搏随年龄增长而逐渐减慢；血压趋于稳定；肺活量增加且趋于稳定；脑的形态与功能已趋成熟。身体素质包括机体在活动中表现出来的力量、耐力、速度、灵活性、敏感性以及柔韧性等都在青年期进入高峰。

2. 智力发展的高峰期

随着大脑神经结构发育完善，青年人获得敏锐的观察力，良好的记忆力、理解力和概括力，求知欲旺盛、思维活跃、逻辑性强，对人生观和世界观等问题发生兴趣，喜欢探讨人生的理想、价值、意义等方面的问题。该时期是人生发展过程中最具复杂性和不平衡性的时期，是最易产生各种心理矛盾的时期。许多心理学家称青年期为"暴风雨时期"、"危险期"或"心理断乳期"。

3. 自我意识的确立

在青年早期，他们评价别人的意识与能力强于自我评价，但随着智力的发展、知识的全面和视野的拓宽，青年人开始审视、思考自己的现在，憧憬未来，越来越多地谈论理想、信念、人生观、价值观等问题，从而使"本我"、"自我"与"超我"不断碰撞，催促着他们自我意识的不断发展。当客观现实与个人的期望、判断相统一时，他们便产生自我认同感，否则就会出现心理冲突，迷失自我，甚至发展为自我拒绝。但是他们逐渐意识到自己在变化中的独特性和与别人的相似性。

4. 情绪、情感丰富而不稳定

青年期是人的情感体验最丰富的时期，也是理智弱于情绪的冲动期。由于青年人要面对学业、就业、恋爱、婚姻等不同的人际关系，接触社会增多，随之产生了大量的内心体验，使得他们的情绪、情感不断分化，表现出敏感、强烈、冲动、不稳定，对事物的反应带有明显的两极性，时而热情奔放，时而郁闷消沉。随年龄的进一步增长，认知能力的提高，他们的自我控制能力不断增强。

5. 与他人、集体、社会的磨合期

青年期也正是社会实践深化的阶段，社会交往开始向高层次发展。随着青年人的自我意识迅猛增长，成人感和独立感、自尊心与自信心越来越强烈，期望个人的见解能得到社会与他人的认同。同时，他们旺盛的生命力与增长的知识常使一些青年自我感觉良好，不愿意接受集体的制约或不愿意对集体、社会尽义务。他们认为父母师长的忠告是对他们自由的干预，或者是危言耸听。当他们深入社会后，常常会遇到各种挫折或不能很好地进行人际交往，甚至形成社交障碍，表现出他们的社会成熟度相对迟缓。这时他们会感到社会的强大与个人的渺小，为此而苦闷、自卑，以致影响了身心健康。

6. 性困惑问题是青年时期发生性心理问题的高峰期

青年人对性的好奇与性知识的需求是其人生发展的必然现象。在现实生活中，青年人对性的自然属性了解不多，常常产生神秘感、冲动感、可耻感以及禁忌感和否定感。对性的社会属性知之甚少，尤其有的人在与异性交往中不能认识到男女正常交往是必要的，常表现出不自然、脸红、心跳加快、说话语无伦次，缺乏或不善于与异性交往，常压抑自己。

7. 青年处于择业的关键时期

目前，一部分高校毕业生择业期望值过高，对工作环境和工作薪水要求过高，不愿去基层，怕吃苦；另一部分学生缺乏自信，在择业过程中犹豫、退缩、信心不足，当遇到几次求职挫折后，便萎靡不振、自我封闭甚至自暴自弃；还有的学生对用人单位严格的录用程序感到胆战心惊、难以入睡等。这些情况都是择业焦虑的心理的表现。

（二）青年期心理保健

1. 树立正确的自我观念、增强社会适应能力

正确的自我观念是心理健康的重要条件。通过各种教育活动，把自己放在与社会、集体、他人及自身前后的对比中，充分了解自己的长处与不足，使青年人学会给自己做出正确的自我分析和客观评价，并主动进行自我调整、自我控制和自我教育。

2. 确定适度的抱负水平

青年期仍处于发展过程中，无论是生理上或心理上都具有独特性、复杂性和不平衡性，他们期望值很高，在心理上形成积极的自我同一性。但是，青年人往往对现实生活中可能遇到的困难和阻力估计不足，遭受挫折时易引起激烈的情绪波动，产生挫折感。有的甚至悲观失望，丧失生活的信心，陷入绝望的境地。因此，要引导青年正视现实，正确解决理想与现实的矛盾，培养他们恰当地树立自己追求的目标，并通过努力最终实现这一目标。

3. 正确处理独立性与依赖性的矛盾

青年人在知识和能力方面有了较大提高，在家庭和社会中所处的地位也发生了变化，这一切为他们要求独立创造了条件和基础。但是，他们仍具有明显的依赖性，如经济与生活方面还不能自食其力，处理问题的方式、方法上缺乏经验，信心不足等。因此，教师和家长要注重培养他们的自理能力，尊重他们，多鼓励和正确引导，增强他们的自信心，使青年人树立正确的人生观、世界观，以维护和促进心理健康。

4. 学会控制自我情绪

青年人朝气蓬勃，富于幻想，但心境和情绪的变化波动较大，易受周围环境变化的影响。目的达到时信心百倍、喜形于色；遭受挫折打击时消极颓废、自卑自弃。他们不善于处理情感与理智之间的关系，以致不能坚持正确的认识和理智的控制。因此，家长与老师应引导青年人提高自身修养，树立正确的人生观，鼓励他们积极参加社会实践活动，在活动中学会有效地控制和调整自身情绪。积极培养广泛的兴趣爱好，增加快乐体验，缓冲不良情绪，并引导他们合理地宣泄以调节情绪。

5. 建立和谐的人际关系

青年期是人一生中社会交往活动极其活跃的时期。人的成就除了受个性、能力影响之外，很大程度上还受人际交往能力与人际关系的影响。一些青年人进入社会后出现社会交往困难，与人交往只局限于圈子内的伙伴，不愿意与成人和长辈沟通，甚至形成社交障碍，感到苦恼自卑，以致影响了身心健康。因此，家长和老师要关心帮助青年，为青年人的交往提供途径和机会，如组织各种活动，让青年人尝试各种新的社会角色，并且在交往中帮助他们掌握人际交往的原则和技巧，建立和谐的人际关系，促进身心健康。

6. 树立良好的友谊观和恋爱观

青年开始产生追求异性的需要，由于性心理成熟相对于躯体发育滞后，在与异性交往中，在友谊、恋爱、婚姻等方面容易出现困惑，处理好时会产生幸福感，处理不好时会给他人或社会带来危害。因此，首先要积极开展性健康教育，正确理解性意识与性冲动，要接受其自然性与合理性；增进男女正常的交往，加深相互了解，平稳情绪，认真择偶，解除心理困惑；同时，要加强恋爱观和婚姻观的教育，对恋爱本质、择偶原则与标准、性行为和性道德等问题进行认识与评价，处理好恋爱、婚姻与家庭的关系。

7. 培养良好的择业心理

当代社会给青年人提供了很多就业机会，但竞争也很强。因此，首先要提高青年人勇于创业的意识，摆正心态去就业或择业，即在广泛收集各方面信息的基础上，客观估量自己的能力，面对现实、扬长避短、瞄准方向、脚踏实地、坚持不懈地去努力。工作中不断培养自己的职业兴趣，才能充分发挥自身潜能，并能创造性地开展工作。同时，要纠正职业意识偏差，不要只考虑地位、收入而较少考虑其社会价值。

四、中年期

（一）中年期的生理心理发展特点

中年是处于青年和老年之间的年龄阶段，划分的标准并不一致，一般是指 40～60 岁，中年人知识经验日益丰富，然而生理功能和心理功能却在逐渐下降。

1. 生理功能特点

生理功能的特点主要表现为生理功能逐步衰退。经过青年期的生理功能发育成熟后，进入中年期的个体的各个系统、器官、组织和生理功能开始从完全的成熟逐渐走向衰退。一般认为 30 岁以后的个体，其生理功能就已经开始衰退，但因个人的锻炼情况不一样，衰退的程度也不一致，各个系统衰退情况也不一样。

（1）循环系统的变化　血管壁弹性因动脉粥样硬化而降低，血管运动功能和血压调节能力减弱，血管腔因动脉粥样硬化变窄，易引起心脑供血不足，可能会导致心绞痛、心肌梗死、心律失常、猝死、脑梗死等。

（2）内分泌系统的变化　各种内分泌激素的分泌开始减退，可能会诱发多种疾病，如因胰岛素分泌的异常可能罹患糖尿病，性腺分泌减少使性欲减退，性激素分泌紊乱可能会导致更年期综合征。

（3）消化系统　中年期不像青少年期和童年期，生长发育停止，新陈代谢趋缓，对营养需求相对减少，因而出现消化功能降低。

（4）呼吸系统的变化　随着年龄的增长，肺组织的弹性降低，肺泡间质纤维增生，毛细血管壁增厚，肺的气体交换功能下降，肺活量下降，其体力和抗病能力亦下降，易罹患各种呼吸系统感染性疾病。

（5）免疫系统的变化　随年龄的增长，各种免疫球蛋白会逐渐减少，细胞免疫方面，各种免疫细胞的功能开始下降，对各种感染的抵抗作用明显不如年轻人，这也是中年人生病后易发展成慢性病的主要原因之一。免疫功能下降的另外一个重要表现是机体清除突变细胞的作用下降，因而易患各种恶性肿瘤。

（6）运动系统的变化　　机体剧烈运动后清除代谢产物的作用减弱，速度减慢，机体从疲劳中恢复的时间延长，肌肉、关节的协调性、柔韧性变差，反应时间延长，剧烈的、长期的运动易造成各种损伤。

2. 心理功能特点

中年人的心理功能总体上由于实践的锻炼、经验的丰富、处在相对稳定和继续发展的阶段，除感知觉能力及机械记忆力外，中年期是个体心理能力最成熟的时期。当然，心理能力的状况因人而异，主要与个体的个性心理如理想、信念、世界观、人生观和性格等因素有关。只有积极进取、正确认识社会与自我、不断勇于探索和不畏艰难者，才能保持心理上的活力。中年期的心理特点除更年期外主要有以下几点。

（1）智力发展到最佳阶段　　中年期的个体，知识的积累和思维能力都达到了一定的水平，智力发展达到最佳状态，善于联想，能够自主观察事物，善于综合分析和做出理智的决定，有独立的见解和独立解决问题的能力。因而中年期是最容易出成果、事业上最容易成功的阶段。

（2）情绪稳定　　中年人较青年人见多识广，处理的事情多，积累的经验足，因而更善于控制自己的情绪，较少冲动，有能力延迟对刺激的反应。但中年期的紧张性刺激事件多，因而情绪的自我压抑性也较为常见，不太利于身心健康。

（3）意志品质趋于成熟　　中年期对自己制定的目标经过了深思熟虑的过程，自我意识明确，了解自己的特点和所处的环境，善于决定自己的言行，能根据自身和社会的需要理智地及时调整目标和选择实现目标的方式和方法，对既定目标勇往直前，遇到挫折不气馁，不达目的难罢休。

（4）个性稳定，但有波动　　人到中年，经历了风风雨雨和生活的磨砺，使个体的个性表现稳定，个人的世界观、人生观不再混乱和不稳定，信念比较稳固，兴趣爱好基本固定，性格的结构特征经过成熟期和塑造期更加稳定和富有个人特点，个性表现成熟。

（二）中年期的主要心理问题

1. 智力与体力的矛盾

人到中年，智力活动处于相对稳定和继续发展的状态，智力水平维持着高峰状态，心中有着许多抱负需要去实现，然而中年期身体的各个系统、器官的功能都开始下降，常常会产生心有余而力不足的感觉，体力与智力的矛盾比较突出。有时还会因此产生自我价值的丧失感而变得抑郁，如果不注意协调体力与智力的矛盾或者协调不好，就会产生心理上的压力。

2. 人际关系的矛盾

中年期是人际关系最复杂的时期，在工作中要处理与上级和年老同志的关系，要处理下级和年轻同志的关系，还要处理好自己与同事或下级成为上级时的关系，要不断适应角色的变换，既要善于与自己性格相投的人相处，还要善于与自己性格不合的人相处等。如果各种关系处理不好，就可能产生矛盾。工作、生活中的矛盾是多方面的，常给中年人带来心理上的压力。

3. 工作负荷与精力的矛盾

中年人经过多年的工作、学习和磨炼，已成为各行各业的骨干，同时，中年人对事业的成就的期望值较高，劳心劳力，尽职尽责，工作中的压力较大；同时，中年人在家庭中也担负着重任，上要养老，下要带小，家庭压力较大。由于各方面的原因，事业上会遇到困难和挫折，长期承受着高强度的精神紧张和心理压力，再加上中年人的体力、精力已不如青年人，工作负荷与精力、体力的矛盾比较突出。

4. 家庭婚姻与事业的矛盾

中年人有较高的事业心和抱负，要在事业上有所成就，需要一个安全和睦的家庭作后盾。家庭是一个人身心调节的疗养院，是避开社会风浪的港湾，然而中年人要用更多的精力经营事业，在工作与家庭事务的处理上往往会顾此失彼。夫妻之间常常会在事业和家庭的关系上产生矛盾，给夫妻双方都带来精神上的压力，有的甚至会出现前方事业干得火热，后院失火的现象。另外，家庭中中年人与老年人在子女教育问题上的差异也常常带来心理上的矛盾。中年人对子女的期望与子女的实际状况之间的差距也常常带来心理上的压力。

5. 改革与适应之间的矛盾

社会不断地改革，使社会充满生机，但改革不可避免地会损害一些人的利益，有时会造成社会的阵痛，要打破旧有的模式、旧的规矩和旧的思维，会对人们的价值观念、行为习惯带来冲击，机构的变更、精简、调整、待岗、下岗等情况常常给曾经做出过很大贡献的中年人带来巨大的冲击，面对激烈的竞争，要迎接挑战、改变自我，常会产生紧张、焦虑、压抑等心理上的应激。

6. 希望健康与缺乏锻炼之间的矛盾

中年人虽说体力、精力比不上青年人，但出于稳定状态，身体尚无大恙，往往不注意锻炼，但中年人承担着很重的家庭和社会责任，往往疲劳积累，长此以往，将会积劳成疾。

(三) 中年期的心理卫生

1. 要重视中年人的心理卫生

无论是社会还是中年人自身都要重视心理卫生，不应等到英年早逝才想起来要注意。从社会方面来说，既要关心重视中年人，为中年人创造良好的工作、学习、生活条件，又要为中年人减压。从中年人自身来讲，要学习心理卫生的有关知识，学会自我减压、自我放松。

2. 提高交往技艺，增进人际关系

无论是社会上的交往还是家庭内的交往，都需要交往技艺。首先对人际关系要有积极、全面、善意的认识；其次是反思自己在人际交往中的问题，注意克服人际间的认知障碍；最后是提高交往技能。

3. 对己有要求而不苛求

中年人也需要有自己的奋斗目标，但设定目标应量力而行，要权衡自己的精力与时间，防止长时间的超负荷运转，使自己积劳成疾。中年人的成就欲很强，常会引导自己不由自主地与别人比较。每个人都有自己的生活环境，有自己的特点，应发展自己的个性。真正的成功者需要远大的目标，平和的心态，不为眼前的利益牺牲健康，主动发展爱好，不断丰富精

神生活。

4. 建立和谐的家庭关系

每个人都需要港湾，中年人更需要一个不断扬帆和避风休整的港湾，家庭正是中年人的港湾，建立和谐的家庭关系需要每个家庭成员都为之作出努力，人到中年的夫妻间同样需要经常地沟通交流，消除误会，增进理解，协同合作，促进"夫妻认同感"和情感与行为的同一性。

（四）更年期的心理特点与心理健康

更年期是中年人进入老年之前的生命转折时期，亦是生育功能由旺盛转为衰退的过渡阶段，是一个人从成熟走向衰老的过渡时期。男、女均有更年期，女性一般在 45～50 岁，男性一般在 55～60 岁。由于更年期生理上的变化较大，心理上也会产生相应的变化。

1. 更年期的生理心理特点

更年期生理上的变化是多方面的，包括从内分泌激素的改变到内脏器官和外在形象的变化。性腺功能的衰退，卵巢、睾丸的退化，下丘脑与垂体内分泌相应发生变化，最终引起生命系统的一系列改变。女性月经由规律变得不规律，最终绝经，相应地子宫逐渐缩小，阴道、乳房和外阴萎缩，音调变低沉，尿道膀胱组织萎缩易引起压力性尿失禁。男性也发生相应的一系列改变，由于激素分泌减少，自主神经功能不稳定，会出现心血管运动症状如典型的潮红潮热、出汗和头晕三联征。由于大脑皮质功能失调，会出现烦躁、激动、心悸、失眠多梦。更年期内分泌激素的改变，常导致心理和精神状态的改变，常见的有情绪、个性和行为的改变，情绪改变主要表现为焦虑、抑郁、易激惹，个性行为上的改变主要表现为敏感、多疑、嫉妒、急躁、固执、心烦、自责、自罪等，由于上述改变使之处理人际关系变得困难，严重的会出现更年期精神病。

2. 更年期的心理健康

（1）正确认识更年期身心反应　更年期是一种生理规律，也是一个自然过程，要正确地认识它，客观地面对它，并做好必要的心理上的准备，树立信心，主动正确对付，消除不必要的精神负担。对于出现的症状可寻求医疗上的帮助。

（2）有规律的生活　在更年期，要保持良好的生活习惯，饮食起居、娱乐爱好均要节制。避免过度紧张和劳累，注意劳逸结合，多吃富含钙质的食物，开展适度的体育锻炼。

（3）家庭与社会要关心更年期个体　家庭成员、同事及朋友包括领导都应学习有关更年期的基本知识，正确看待更年期的反应，正确对待更年期的个体，要学会与更年期个体相处，建立良好的社会支持系统，帮助他（她）们平安顺利地度过更年期。

（4）加强自我调节和自我控制　更年期反应有的症状明显，有的症状不太明显，这种身心反应，自己可以学会自我调节和自我控制，以减轻症状。可采取一些主动措施，如学会放松，听听轻松的音乐，看一些有益的书刊、报纸，使生活轻松而有意义。

五、老年期

我国把处于 60 岁以上的阶段称为老年期，随着生活水平的提高，卫生保健的发展，人类寿命的延长，人口结构老龄化已经成为当今世界的一种趋势。我国 60 岁以上的老年人已经超过 1.2 亿，是世界上老年人最多的一个国家。一些大城市已经进入老年社会，老年人除了生理上的正常衰退，心理上也发生着巨大的变化。关注老年期心理卫生，不断提高老年人的心理健康水平已经成为我国的一项重要任务。

（一）老年人的生理心理特点

1. 生理特点

老年人的生理功能处于程度不等的全面衰退状态，既有形态上的改变，又有功能上的下降，既有随年龄逐步出现生理性衰老的特点，又有因老年病影响而出现病理性衰老的特点。有的衰老直接带来了生活上的不便、身体上的不适，有的带来了心理上的不安。各大系统的衰退使身体抵御外界刺激的能力大大下降，自我修复的能力又明显减退，机体容易罹患多种疾病，患病后的治疗康复又变得比较困难。

2. 心理特点

（1）感知觉能力减退　视觉、听觉、味觉、嗅觉能力减退，皮肤的冷、热、触、痛觉下降等，听力的失真又影响了与外界的语言交流和对外界信息的接收，给生活带来不便。

（2）记忆能力下降　老年人记忆能力的下降亦有其自身的特点。从总体上看记忆力是降低的。具体地说，老年人的近期记忆保持差，而远期记忆保持效果相对要好一些，对往事的回忆准确而生动。从记忆类型上看，老年人机械记忆力下降较多，速记、强记忆困难，但理解性记忆相对较好。

（3）智力改变　老年人与自身中年期比，智力是减退的，从智力类型来看，老年人的流体智力下降明显，而晶体智力相对稳定易保持，老年人解决问题的能力亦随着年龄的增长而下降。

（4）情绪上的改变　老年人的情绪趋向不稳定，常表现为易兴奋、易激惹、喜欢唠叨，情绪激动后恢复平静需要较长的时间，对别人的情绪反应也显得敏感，常感到寂寞、孤独、抑郁。

（5）个性上的改变　老年人往往容易多疑，学习新事物的机会减少，故多办事固执、刻板，缺少灵活性，有的变得以自我为中心，不合群、懒散、保守。

（二）老年人的心理问题

老年人的心理问题较多，常见的有以下几个方面。

1. 孤独心理

老年人由于生理功能的衰退，活动减少，社会交往缺乏，社会地位变迁，家庭地位的变化，常常会产生孤独心理，尤其是独处的老年人这种心理更加明显。

2. 恐惧、抑郁情绪

老年人常患有这样或那样的慢性病，身体每况愈下，今不如昔，常给晚年生活带来痛苦和不便。加上自己的同伴一个个地"走"了，常会想到与"死"有关的问题，故易产生恐惧和抑郁情绪。

3. 多疑

由于老年人的认知能力下降，常不能正确认知外界事物与自己的关系，自己身处长辈的位置，却又力不从心，自我价值感丧失，而又有着较高的自尊心，常使老年人过分关心家庭成员和别人对自己的看法，晚辈和别人的谈话、做事稍不注意，就会引发老年人多疑。

4. 权威心理

离退休时一个人社会角色的转变，从一线变为二线，从忙碌变为清闲，从上级变成"闲人"，从命令、指挥别人到被人指挥，从有职有权到平民百姓，这种转变令不少老年人不适应，因而产生所谓的"离退休综合征"。由于个人长期工作的经历和功绩，容易产生权威思想，要求晚辈听他们的话、尊重他们、按照他们的主意办，否则就认为是不尊重老同志、不听话，为此而生气、发牢骚，引起矛盾和冲突。

（三）老年人的心理卫生

1. 正确认识老年期的身心特点

面临老年期，身处老年期，必须正确认识老年期的各种身心特点，只有充分认识这些特点，才有可能正确地面对，不仅老年人本人，老年人的家庭成员和朋友也应充分认识老年期的身心特点，以能更好地善待老年人。

2. 老有所为，老有所乐

老年人退休在家并不意味着就无事可干、无所作为，其实老年人还有许多的用武之地，家庭和社会要创造机会让老年人老有所为，让老年人做一些力所能及的事情，街道、社会、厂矿企事业单位需建设一些老年娱乐场所，使老年人老有所乐。老年人自身应培养一些良好的兴趣爱好。当然，老年人的老有所为和老有所乐要注意不可太费心费力费神，注意讲求规律生活。

3. 家庭和睦，老人健康

家庭是老年人活动的首要场所，是许多老年人寄托和依赖所在，家庭是否和睦直接影响老年人的整个情绪反应。家庭成员应尊重、关心老年人，设身处地地为老人着想，精神上关心、爱抚，生活上尽心照顾。老年人要心胸豁达，放手让年轻人干，体谅晚辈，从而形成和睦的家庭环境。

4. 坚持用脑和社会交往

大脑功能同样存在着用进废退的特点，因此老年人应坚持适当的学习，坚持用脑，这样不仅有利于减缓大脑的衰退进程，而且能够学习各种新事物，增强社会适应能力。独立生活的老年人不可把自己孤立起来，应在身体允许的条件下参加社会交往，这样有利于消除孤独，改善心情。

5. 养成良好的生活习惯

老年人养成有规律的生活习惯，饮食要调配好，一日三餐按时进食，不偏食，注意改变不良的饮食习惯和嗜好。

■ **思考题**

1. 什么是心理健康？心理健康的标准有哪些？
2. 试述各年龄阶段的心理特点及心理卫生。
3. 试述如何根据不同的年龄阶段患者的心理特点来提高护理的工作绩效。

（吴明柯）

第四章

影响健康的心理与社会因素

第一节　心理因素与健康

【引导案例】▶▶

　　李女士今年 45 岁，是单位里的业务骨干，也是个非常要强的人。年轻时李女士曾是学校运动队的长跑运动员，一向身体健康。可是从去年下半年起的短短半年时间里，李女士的变化让见到她的亲友都大吃一惊。她消瘦了很多，体重轻了十几斤，整个人无精打采，自己也经常感觉乏力。原来，李女士的女儿在读高三，成绩忽高忽低，一直在本科一批录取线附近徘徊。半年中，刘女士天天提心吊胆，吃不下，睡不着，老怕女儿在高考中发挥失常。好不容易女儿的本科一批的录取通知书来了，她却被查出得了乳腺癌。

【案例分析】▶▶

　　李女士的故事引发我们对心理因素与健康之间的关系的关注。你是否了解哪些心理因素会影响到我们的健康呢？本节的任务就是要解释和阐述心理因素对个体健康的影响。

一、情绪与健康

　　情绪与健康关系密切，俗话说"笑一笑，十年少；愁一愁，白了头"，说明了情绪对健康的作用和影响，情绪能致病又能治病。对情绪进行自我控制、引导和调节，既有利于人们适应当今的社会生活，又有助于身心健康。

（一）健康情绪的判断标准

判断健康情绪的标准主要有以下几点。

1. 诱因明确

　　情绪的发生与发展必须有明确的原因，这是健康情绪的重要标志。无缘无故的喜、无缘无故的怒以及莫名其妙的悲伤与恐惧等，都是不健康的情绪。

2. 情绪反应适度

　　情绪的发生不仅要原因明确，而且要反应适度。也就是刺激强弱与反应强弱成正比，刺激强则反应强，刺激弱则反应弱，这是健康的情绪。反之，就是情绪不健康。

3. 情绪稳定而灵活

情绪一旦发生，开始反应比较强烈，而后随着时间的推移，反应渐渐减弱，这是健康的情绪。如果情绪发生之后，情绪反应时强时弱或情绪"固着"，都是一种不健康的情绪。

4. 情绪的自控性

健康的情绪是可以自我调节和控制的，所以人们可以转移情绪，可以掩饰情绪，也可以将消极情绪转化为积极情绪，还可以把激情转化为冷静等。不健康的情绪自我调节差，一旦激情爆发，如果不转移消极情绪，还会酿成不良后果。

（二）情绪与机体变化

情绪活动发生时，常常伴随着一系列的机体变化。这些变化可分为两个方面：一是机体内部的生理变化，二是机体外部的表现。

1. 生理变化

现代生理学和心理学研究表明，人的情绪影响人的机体变化，表现为机体各系统的生理功能发生不同程度的改变。

（1）呼吸的变化　呼吸的频率与个体的情绪变化有明显的关系。在不同的情绪状态中，呼吸的次数、快慢和质量有着不同的特点。正性情绪状态时呼气时间短，而吸气时间长；在多数负性情绪时呼气时间长而吸气时间短。

（2）循环系统的变化　在情绪状态下，人的循环系统的活动会在心跳速度和强度、外周血管的舒张和收缩等方面发生变化。人在积极情绪状态时，心律正常；恐惧或暴怒时则血压升高、心率加快。

（3）内外分泌腺体的变化　情绪变化会引起内、外分泌腺的分泌变化。如人在悲痛或激动时会流泪，焦急或恐惧时会冒汗。

（4）皮肤电的变化　情绪状态下，由于皮肤内血管收缩的变化和汗腺分泌的变化，能够引起皮肤电阻的变化，从而导致皮肤电的电流变化。通常个体无法控制情绪发生时的生理变化，测谎器就是依据情绪状态下个人不能控制其生理变化的原理所设计的。

2. 外部表现

情绪的发生会伴随着机体肌肉收缩、骨骼运动而产生表情，也是了解感情主观体验的客观指标之一。

（1）面部表情　脸部的表情动作称为面部表情，它最能精细地显示不同性质的情绪，因此是鉴别情绪的主要标志。如眉开眼笑、眉飞色舞、咬牙切齿、张口结舌等。

（2）体态表情　除面部以外，身体其他部位的表情动作称为体态表情，如欢乐时手舞足蹈、捧腹大笑，慌张时手足无措，紧张时坐立不安等。其中，手势是一种重要的体态表情，它协同或补充表达言语内容的情绪信息，如鼓掌表示兴奋、摊手表示无奈等。

（3）言语表情　情绪在言语语音、语调、节奏、语速等的表现称为言语表情，如愤怒时声音高尖且有颤抖、痛苦时语调缓慢而深沉。有时，同样一句话，通过不同的语调所表达出来的情绪是不一样的。

由于表情是通过骨骼肌系统的随意运动来实现的，因此人们可以根据社会情境、文化规范以及人际关系的需要而有意识地修饰自己的表情。

（三）情绪、情感对健康的影响

1．积极乐观的情绪可促进疾病的痊愈

积极的情绪对人体的健康起良好的作用。因为情绪的活跃总是伴随着身体运动的活跃，使有机体的能源动员起来，血糖增加，呼吸、脉搏加快。同时，积极的情绪能提高人的脑力活动的效率和耐久力，使人体内各器官系统的活动处于高水平的协调一致。当一个患者心情愉快、情绪稳定时，则食欲增加、睡眠充分，躯体得到充分调养与休息，防御机制和抗病能力得到恢复，药物作用得到充分发挥，因此可以促进疾病的痊愈。另外，积极、愉快、乐观的情绪还能使人增强对疾病的抵抗力。

2．消极情绪会造成机体疾病的易感性

从情绪因素引起的一系列生理变化来看，情绪活动在相当大的程度上决定着人体的新陈代谢过程和全身各器官系统的功能状态，成为维持人体身心健康的一个关键性要素。强烈、持久的精神紧张刺激能破坏人的正常情绪和使人产生应激反应。处于持续紧张状态之下或经常遭受强烈应激反应的个体，开始时因正常生理活动被扰乱而出现生理功能障碍，继而在躯体的薄弱环节——易感器官上出现器质性病变，如原发性高血压、冠心病、消化性溃疡等。

3．消极情绪可以加速疾病的恶化

消极情绪经常反复出现，不仅会引起长期的或过度的神经紧张，造成机体病变（如神经功能紊乱、内分泌失调、高血压等），而且会加速疾病的发展。临床上常见的心肌梗死、消化性溃疡、脑血管意外等病，都可由于情绪紧张过度而促发。这些症状成为情绪紧张的诱因，而情绪变化则进一步加重原有的症状，从而形成恶性循环，使疾病恶化，甚至导致患者死亡。

总之，情绪健康是身心健康的一个重要内容，情绪活动与人类健康有着密切的关系。

（四）情绪调节与控制

情绪是认识和洞察人们世界的窗口，它标志着个性成熟的程度。一个具有良好修养的人，懂得控制和调节情绪的意义，能够自觉而有效地控制和调节自己的情绪，做情绪的主人。

1．调整行为目标

建立起理想与现实尽可能一致的生活或行为目标，建立符合自己的实际目标，将会有利于需要的满足，减少个体负性情绪的发生。

2．承认情绪，学会表达情绪

承认情绪是人本身的一部分，表达自己的情感是正常的、正当的。适度表达自己的情绪有益于身心健康。主动体验积极情绪，把你的美好感受毫不吝啬地告诉周围的人。而当遇到情绪困扰的时候，告诉能帮助你的人，或者以记日记、写作的方式表达自己的情绪。

3．改变认知评价方式

认知决定情绪发生的性质和强度。在实际生活中人们会遇到各种能引起情绪反应的刺

激，这时若能在个人的认知水平上做一定的调整往往可有效减少负性情绪的发生，甚至改变情绪反应的性质。

4. 改变或转换环境

环境刺激引发情绪，改变一下工作或生活环境，改善人际关系的结构，有时可以防止负性情绪的发生，或有利于情绪的调整。

5. 心理防御或应对

勇敢地面对消极的情绪，正确对待所遇到的问题，将不愉快的情绪表达出来，进行合理宣泄，但是以不伤害别人为前提。如投入地哭一次，或者不妨背后骂骂人（不是背后议论人）。

6. 自我控制与求助

人可以用自我调整法控制情绪，即按一套特定的程序，以机体的某些随意反应去改变机体另一些非随意反应，用心理过程影响生理过程，以解除紧张和焦虑等负性情绪。也可以求助于别人的帮助，可通过心理咨询、心理治疗等方式，在心理医生的指导下进行情绪调节。

二、人格与健康

（一）人格与健康的关系

人格与健康密切相关，良好的人格可以帮助保持和促进人的身心健康，而不良的人格特征会损害人的身心健康，促使某些疾病的发生，且对疾病的康复与预后带来不良影响。

1. 人格特征可以成为某些疾病的发病基础

目前，研究已经证实的和疾病的发生有显著相关的人格特征主要有 A 型人格特征和 C 型人格特征。A 型人格特征的人易患高血压、冠心病、溃疡等疾病，其主要行为特征为争强好胜、急躁、易怒、时间紧迫感强；C 型行为特征的人癌症的发生率显著高于其他人群，其主要行为表现为克制、压抑、怒而不发、抑郁焦虑。此外，谨小慎微、过分严格要求自己、固执刻板的人易患强迫症。诸如此类，都说明人格特征与疾病的发生密切相关。

2. 人格特征可影响疾病的病程和预后

乐观开朗、意志坚强的人患病后，相对于多愁善感、紧张焦虑、悲观抑郁的人，其疾病发展较慢、病程短、预后好。

3. 人格特征影响人的心理健康水平

如多血质的人开朗、乐观，对环境的适应能力强，对心理应激的耐受性高，从而具有较高的心理健康水平。而抑郁质的人懦弱、抑郁、焦虑、环境适应能力差、封闭自己，其心理健康水平就较低。

（二）健康人格的特征

① 对社会（世界）持开放态度，热爱工作和生活，善于学习，能不断从社会实践中学习新知识、吸取新经验。

② 有良好的人际关系、团队精神和协作精神。

③ 能正确地认识和评价自己，有自知之明，自尊自爱（自我悦纳——包括自己的优缺点）。

④ 能以积极的态度看待过去、现在和未来。

⑤ 能以积极的态度对待困难和挫折（积极适应社会，自觉调控情绪，心境良好，心理富有），是积极的、幸福的、快乐的进取者。

三、心理应激与健康

20 世纪 80 年代以来，心脏病、癌症等逐渐成为威胁人类生命的主要疾病，而这类疾病的发生多半与生活压力和不良生活习惯等社会心理因素相关。在这一背景下，应激作为联结社会心理因素与身心健康的重要环节，成为心理学、生理学、医学等不同学科研究的焦点。

（一）心理应激的概念

应激（stress）一词最初来自物理学，意为"张力或压力"。就像一个充满气体的气球遇到外力或高压时会发生爆炸。在日常生活中的通俗含义是"压力"，指心理上的一种紧张状态，如生活的压力、工作的压力等。不同学科的学者对应激的理解各有不同。但综合起来看，应激是指个体面临或察觉（认知、评价）到环境变化对机体有威胁或挑战时，做出的适应和应对的过程。随着医学模式的转变，应激已经成为人类得以全面认识健康含义和疾病成因的重要概念。

（二）心理应激与健康关系的影响因素

心理应激是否一定有害于健康？回答不能绝对化。决定双方关系的影响因素有以下几个。

1. 应激源的性质

（1）应激源的强度　即应激源本身的性质是轻还是重。例如，护士偶尔上班迟到与护士出现医疗事故这两种应激源相比，前者相对程度更轻，一般不会对个体造成太大影响，而后者属于相对较重的应激源，可能个体会受到较大的影响。

（2）应激源波及的范围　范围越广泛，应激反应就越强烈。

（3）应激源持续时间的长短　例如感冒的患者可能仅经历短期应激，而需要长期卧床的偏瘫患者，其应激源持续时间长，患者的身心反应也越大。

（4）合并应激源的数量　当个体面对单个应激源时，可以集中精力去应对，但有的个体如果同时要面对几种应激源，如刚刚下岗、家里老人得了重病、配偶闹离婚等，在这种情况下，个体会感觉心力交瘁，甚至有即将崩溃的强烈反应。

越强烈的、持续时间越长的应激以及合并应激源的数量越多，个体的应激反应会越强烈，越有可能对个体的身心健康造成影响。

2. 个体差异

应激对个体的健康影响是因人而异的。即使同一应激源对不同的个体来说，每个人的应对方式可能不同，产生的应激反应强度可能不同，应激持续的时间也可能不一样，因而对个体健康的影响也存在差异。例如，有的人采用建设性应对策略，激发自身内在的潜能和积极性；有的人却出现了严重的身心功能障碍。个体差异主要与个体自身的身体条件、心理状态、社会文化背景有关。

（三）心理应激对健康的影响

每个人一生中都会遇到各种各样的应激，一般来说，高强度的、持续时间过长的应激源对个体的健康有较大的不良影响。

1. 躯体方面

许多研究报告指出，在应激状态下，机体免疫系统的功能会降低，使机体对疾病的易感性增加。由于个体心身反应表现为持续的病理性改变，会形成心身障碍。包括原发性高血压、消化性溃疡、溃疡性结肠炎、支气管哮喘、偏头痛、类风湿关节炎、荨麻疹等。有学者还把糖尿病、肥胖症、癌症等也纳入心身障碍的范围。动物实验也证实，强烈或持续的应激是消化性溃疡发生的主要原因。

2. 心理方面

对儿童和青少年来说，高强度的、持续时间过长的应激源会影响个体的心理健康发展，导致发展缓慢或停止，如认知功能障碍、人格发展异常，甚至出现发展危机，导致适应不良行为（如吸毒、攻击）和精神障碍的发生；对成人来说，应激会打破原有的心理平衡，出现心理功能失调如神经症、性心理异常及精神活性药物滥用等，严重的会导致精神崩溃，发生精神障碍（如精神分裂症、反应性精神病等）；对老年人而言，则可能会引发老年痴呆症等疾病的发生。

（四）心身疾病

心身疾病（psychosomatic diseases）又称心身障碍（psychosomatic disorders）或心理生理疾病（psychophysiological diseases），是指以躯体症状为主，但心理社会因素在疾病的发生、发展过程中起重要作用的一类疾病。研究表明，不良的情绪、性格、生活事件等会通过神经、内分泌和免疫系统引起躯体器官的病变。心身疾病对人类健康构成严重威胁，成为当今死亡原因中的主要疾病，日益受到医学界的重视。

心身疾病患者人群具有以下特点。

① 患者群的性别特征：总体上女性高于男性，两者比例为 3∶2，但个别病种男性高于女性，如冠心病、溃疡病、支气管哮喘等。

② 患者群的年龄特征：65 岁以上及 15 岁以下的老少人群患病率最低；从青年期到中年期，其患病率呈上升趋势，更年期或老年前期为患病顶峰年龄。

③ 患者群的社会环境特征：不同的社会环境，心身疾病患病率不同。以冠心病为例，患病率最高为美国，其次为芬兰、前南斯拉夫、希腊及日本，最低为尼日利亚。一些学者认为，这主要取决于种族差异、饮食习惯、全人口的年龄组成、体力劳动多寡等社会环境因素的影响。

传统上，典型的心身疾病包括消化性溃疡、溃疡性结肠炎、甲状腺功能亢进症、局限性肠炎、类风湿关节炎、原发性高血压及支气管哮喘。目前，把糖尿病、肥胖症、癌症也纳入心身疾病范围。现将比较公认的心身疾病分述如下。

1. 内科心身疾病

（1）心血管系统心身疾病　原发性高血压、冠心病、阵发性心动过速、心率过缓、期前收缩、雷诺病、神经性循环衰弱症等。

（2）消化系统心身疾病　胃及十二指肠溃疡、神经性呕吐、神经性厌食症、溃疡性结肠炎、过敏性结肠炎、贲门痉挛、幽门痉挛、习惯性便秘、直肠刺激综合征。

（3）呼吸系统心身疾病　支气管哮喘、过度换气综合征、心因性呼吸困难、神经性咳嗽等。

（4）神经系统心身疾病　偏头痛、肌紧张性头痛、自主神经功能失调症、心因性知觉异常、心因性运动异常、慢性疲劳等。

（5）内分泌代谢系统心身疾病　甲状腺功能亢进症、垂体功能低下、糖尿病、低血糖等。

2. 外科心身疾病

全身性肌肉痛、脊椎过敏症、书写痉挛、外伤性神经症、阳痿、过敏性膀胱炎、类风湿关节炎等。

3. 妇科心身疾病

痛经、月经不调、经前期紧张综合征、功能性子宫出血、功能性不孕症、性欲减退、更年期综合征、心因性闭经等。

4. 儿科心身疾病

心因性发热、站立性调节障碍、继发性脐绞痛、异食癖等。

5. 眼科心身疾病

原发性青光眼、中心性视网膜炎、眼肌疲劳、眼肌痉挛等。

6. 口腔科心身疾病

复发性慢性口腔溃疡、颌下关节紊乱综合征、特发性舌痛症、口吃、唾液分泌异常、咀嚼肌痉挛等。

7. 耳鼻喉科心身疾病

梅尼埃病（Meniere's syndrome，MS）、咽喉部异物感、耳鸣、晕车、口吃等。

8. 皮肤科心身疾病

神经性皮炎、皮肤瘙痒症、斑秃、多汗症、荨麻疹、银屑病、湿疹、白癜风等。

9. 其他

癌症、肥胖症等。

第二节　行为因素与健康

【引导案例】▶▶

张师傅是市区某企业的一个中层干部，烟瘾是出了名的重。从22岁开始吸烟，每天至少要抽 3 包。虽然家人也曾劝他戒烟，但他贪恋吞云吐雾的快乐，常戒常抽。后来，他开始咳嗽了，是干咳，一开始他还以为是感冒了，就到诊所拿了点药吃，但与以往吃药后很快好转的情况不同的是，这次咳嗽怎么吃药都不见好，而且经常会咳得喉咙疼。但这并没有引起他足够的重视，他以自己身体棒、工作忙为理由，一直没有去医院就诊。几个月后，他发现咳出的痰中带有血丝，但这依旧没有引起他的重视。又过了几个月，他出现了隔三差五发低热的现象，他以为这只是说明身体里有炎症，自己吃点消炎药和退热药就可以了。后来他终于经不住家人再三催促，于 5 月的一天去医院就诊。接诊医生听说他干咳已经半年之久，就问他是否有低热，得到肯定的回答后，马上安排他进行了影像学检查，这一查就查出了肺癌（中期），那一年他 52 岁。

【案例分析】▶▶

　　张师傅的患病经历会促使我们对行为因素与健康之间的关系进行思考。你是否了解不良的饮食习惯、成瘾性行为对个体健康的影响呢？本节的任务就是要帮助你了解影响健康的行为因素。

一、饮食行为与健康

　　不健康的饮食行为导致高能量高脂食物过多摄入、营养食品摄入过少，给人们带来潜在的健康危险。

（一）摄入过多的精细食品

　　现代都市人吃精细的食品越来越多，长此下去会损失大量的营养成分，造成维生素缺乏症。同时，由于精细食品往往是去除食品中的纤维而得，而长期摄入纤维不足可使人发生便秘、痔疮、食欲缺乏、头痛、烦躁等。此外，好多精细食品含热量很高，摄入高热量的饮食，加上缺少必要的运动，使都市人糖尿病、高血压、冠心病、血管硬化、肿瘤等的发病率呈上升趋势。所有这些病，医学家总称之为"生活方式病"。

（二）晚餐摄入过多高热量的饮食

　　快节奏的现代生活使人们在度过繁忙的一天后，到了晚上才松弛下来，自然把晚餐做得较丰盛一些，饱餐一顿以后，时间不长就入睡，久而久之就要生病。其危害表现如下。

1. 易患肥胖症

　　人体生物钟和代谢变化有其特定的生物节律和生理规律。实验表明，每天早上一次摄入高热量的食物，对体重影响不大；而晚上摄入同样的食物，体重就会明显增加。其原因是，夜晚人体的迷走神经兴奋性高于白天，迷走神经兴奋可促使胰岛素大量分泌，血中胰岛素的含量上升到一天中的高峰；胰岛素可使人体过剩的热量转化为脂肪，储存在体内，使人发胖。

2. 易患糖尿病

　　热量集中在晚餐的进食方式，会降低人对糖的处理能力，进而产生糖尿病。据调查，我国一些大城市，40 岁后糖尿病患病率急剧上升，与晚餐常常"酒足饭饱"的生活方式不无关系。同时，如果每天的热量摄取都集中在晚餐，还会加重胰岛负担，致胰岛功能衰退，导致糖尿病的发生。

3. 易患心脑血管疾病

由于高蛋白、高脂肪和高能量的摄入，使血液的黏稠度增加，而且，睡眠时血流变慢、血压降低，使大量脂类沉积在血管壁上，促使动脉粥样硬化及微小血栓形成，从而诱发心脑血管疾病；同时又会刺激肝脏生成低密度脂蛋白和极低密度脂蛋白，而这两种脂蛋白可促使胆固醇堆积于动脉壁上，从而促发心血管疾病，易导致猝死。

4. 易患尿道结石

食物中的钙，经过机体代谢之后，没有被吸收利用的部分最终通过尿道排出。经有关人员测定，排钙的高峰期一般在饭后 4h 左右。如果晚餐吃得太迟，排钙的高峰正值睡眠时间，大量尿液长期蓄积在尿道、膀胱内，钙质就会结块、沉积，长期下去易患尿道结石。

5. 易诱发肠癌

人在晚上活动减少，过多摄入蛋白质不能完全消化，一些蛋白质的分解产物也不易被吸收。这些物质积聚于大肠内，在厌氧菌的作用下，会产生胺、酚、吲哚等致癌物质，从而诱发癌变。

6. 易做噩梦

过分饱胀的胃肠，可使胃、肠、肝、胆、胰等脏器活动紧张而又过重劳作，会把大量信息传入大脑，促使中枢神经系统兴奋、疲劳，于是噩梦不断，或时睡时醒，睡眠质量下降，久而久之会引发失眠、神经衰弱等病症。

因此，晚餐不应该吃得过好、过多、过迟，热量不应超过全天总热量的 35%。晚餐宜吃清淡、可口、易消化、有营养的低热量食品。

（三）不吃早餐

早晨需要上学的学生或受上班时间限制的人员，常有不吃早餐的。一次、两次不吃，久而久之成了习惯。他们认为早餐吃不吃无所谓，或者觉得早餐随便吃一点就行了。然而，营养学研究证明，早餐是人一天中最重要的一顿饭。不吃早餐的健康危害表现如下。

1. 大脑工作效率降低

早餐是启动大脑的"开关"。一夜酣睡，激素分泌进入低谷，储存的葡萄糖在餐后 8h 就消耗殆尽，而人脑的细胞又需要利用它获取能量。早餐如及时雨，能使激素分泌很快进入高潮，并为脑细胞提供能源。早餐吃得少或是虽然吃得不少，但食物选择不当，会使人精神不振，降低工作效率。这是因为经过一个晚上没有进食而又不进早餐或早餐太少，血液就不能保证足够的葡萄糖供应，时间长了就会使人变得疲倦无力、头昏脑涨、情绪不稳定，甚至出现恶心、呕吐、晕倒等现象，无法精力充沛地学习和工作。

2. 不吃早餐易患消化道疾病

不吃早餐或早餐吃不好，午餐势必食量大增，易造成胃肠道负担过重。这种饥一顿饱一顿的无规律生活，打破了消化系统的生物节律，容易导致消化系统疾病如胃炎、消化不良、胃溃疡等。空腹时间过长，消化液的分泌就会减少，变得不正常，这也是引起胃肠病的主要原因；同时，由于早餐变成午餐，离前一天晚餐时间相距太长，胃壁特别容易受腐蚀而形成溃疡。

3. 不吃早餐易患心肌梗死和脑卒中

不吃早餐者血液中的胆固醇含量比每日吃早餐者高 33%，而胆固醇高的人，血管中有脂肪纹，它是动脉粥样硬化的早期迹象。另外，不吃早餐者血液中凝血球蛋白为吃早餐者的 3 倍，凝血球蛋白是血小板的一种特异性球蛋白，参与体内血栓形成，人体内如果这种物质浓度过高，就易引起心肌梗死和脑卒中。

4. 不吃早餐易患胆结石

人在空腹时，体内胆汁中胆固醇的浓度特别高，在正常吃早餐的情况下，胆囊收缩，胆固醇随着胆汁排出；如果不吃早餐，胆囊不收缩，长期下去就容易患胆结石。

5. 不吃早餐可导致肥胖

人在空腹时身体内储存能量的保护功能增强，因而吃进的食物容易被吸收，即使所吸收的是糖，也容易变成皮下脂肪，造成皮下脂肪积聚，使身体肥胖。

6. 不吃早餐影响儿童发育

儿童正值生长发育高峰期，如果吃不好早餐，身体所需热量及各种营养供给不足，就容易引起营养不良，体重不足，出现无力型"豆芽菜"体形。

（四）暴饮暴食

逢年过节，佳肴、醇酒满桌，格外丰盛。有些人常过分迷恋美酒佳肴，过度饮酒饱食，发生所谓现代文明病——节日"美味综合征"。餐后 30min～1h 突然出现头晕、眼花、心慌、气短、脉搏加快、血压增高、上肢麻木、上颌颤抖等一系列症状。近些年来，这种现代文明病的发病率呈逐年增高的趋势。"美味综合征"是过量食用美味佳肴引起的。国外对 1000 余例患者的临床统计分析和理化检验结果表明，摄食的鸡鸭鱼肉等富含蛋白质的食物在肠道细菌的作用下可能转化为有毒有害物质，这些物质随血流到达大脑后，可干扰大脑神经细胞的正常代谢，使生理功能发生紊乱，从而产生一系列中毒症状。食用这类食物越多，则症状越严重。要预防节日"美味综合征"必须注意防止以下四点。

1. 烹调过分油腻

菜肴烹调应避免过分油腻，用油量要适当。对于耗油多的烹调，如炸、煎、熘用油要适量，尽量多采用一些省油的烹调方法，如蒸、焖、汆、卤等。

2. 荤太多而素太少

制订菜谱应遵循荤中有素、素中有荤、荤素搭配的原则，切忌整桌全鸡全鸭大鱼大肉。食用时需荤素搭配，应多吃一些富含纤维素、维生素的新鲜蔬菜，以促进胃肠蠕动，加快有害有毒物质的排出。

3. 吃得过多过饱

对鸡鸭鱼肉这些高脂肪、高蛋白的食物，不宜采用填鸭式的就餐方式，一次吃得过多过饱，会使蛋白质分解产物通过血脑屏障在脑中大量堆积，影响大脑的生理活动。

4. 频频劝酒豪饮

节日亲朋好友团聚，举杯同庆是应该的，但要适可而止，不要频频劝酒豪饮，一醉方休，更不要互相较量，喝得烂醉不省人事。

（五）喜吃烫、硬的食物

动物实验已证实，对小白鼠用 75～80℃ 的热水连续灌注 25 天后，其食管黏膜上皮增生、坏死，尔后发生明显的癌前期病变。有些地区的人，由于吃的食物过于粗糙，在通过食管时经常刺激或划破食管上皮黏膜，多次的反复损伤和修复可形成瘢痕，久而久之，在瘢痕的基础上可发生恶性病变。调查统计表明，食管癌的患者中有半数进食过快，有 80％～90％ 的患者经常吃干硬的粗糙食物，他们没有细嚼慢咽的习惯。因此，不要养成吃太烫、太硬食物的习惯。凡习惯于吃烫、硬食物的人，近期内有吃食物哽噎感和滞留感，胸骨后、上腹部疼痛者，应去医院进行检查。

（六）偏嗜油炸、熏烤食物

长期过量进食油炸熏烤食物，对健康有害。因为高温油炸，可使油脂中的维生素 A、B 族维生素、维生素 C、维生素 E 和必需脂肪酸遭到破坏。B 族维生素经油炸后损失 40％～50％。高温处理的油脂，其热量的利用率只有一般油脂的 1/2。油炸食品在油锅中高温煎炸时间过长，极易生成有害物质。煎炸时间超过 2min，会形成大量杂环胺。杂环胺随油炸食物进入人体，可损伤肝脏，使生长发育迟缓，生育功能减退，还有致癌作用。烤羊肉串中含有 3,4-苯并芘，熏烤肉食时，由于木炭、煤炭、锯末等材料燃烧不完全，产生大量多环芳香烃，使食物遭受污染，长期食用易致癌。

（七）长期吃方便面

方便面作为普及的大众食品，在营养方面有其局限性，长期食用会发生营养不足。科研部门的调查分析表明，长期吃方便面者有 60％ 的人营养不良，54％ 的人患缺铁性贫血，20％ 的人缺乏维生素 B_2，23％ 的人缺乏维生素 A，20％ 的人缺锌。

二、成瘾性行为与健康

"瘾"指各种生理需要以外超乎寻常的嗜好，"成瘾"指养成该嗜好的过程。导致人上瘾的物质通称致瘾原，它能使易成瘾者产生强烈的欣快感和满足感。其中，毒品引起的欣快感强烈持久，极易产生依赖性，称强致瘾原；香烟和酒带来的欣快感相对弱，持续时间短，称弱致瘾原。致瘾原越强，促其行为转变的过程越艰难。所谓成瘾行为指个体不可自制地反复渴求从事某种活动或滥用某种药物，虽然这样做会给自己或已经给自己带来不良后果，但仍然无法控制所重复的行为。成瘾行为指成瘾后表现出的一种额外的、超乎寻常的嗜好和习惯性，这种嗜好和习惯性通过刺激中枢神经系统而造成兴奋或愉快感，如吸烟、酗酒和吸毒都是典型的成瘾行为（也称药物依赖行为）。

成瘾包括各种依赖、癖习和迷恋。由于反复使用某种致瘾原刺激中枢神经，在一定的人格基础和外界条件下所引起的一种周期性或慢性中毒状态，发展为特大的嗜好和形成的难以舍弃的习性。成瘾的共同特点是满足需要的强烈愿望，对成瘾行为缺乏控制和节制，只想到成瘾行为的执行，而不考虑结果是否有利。这种病态的行为是由于反复使用"致瘾原"所造成的一种适应状态，使"使用致瘾原者"产生一种愉快满足的或欣快的感觉，驱使使用者为满足这种感觉反复使用"致瘾原"，表现出一种强烈的渴求状态，即耐受性增加和停止或减少"致瘾原"后出现戒断症状。

（一）酒瘾

1. 概念

酒瘾亦称为酒精饮料依赖（alcohol dependence），包括对酒精的心理依赖、生理依赖与耐受性三个方面。心理依赖（psychological dependence）是由于长期饮酒而对酒精产生了心理上的嗜好，经常渴望饮酒。生理依赖即躯体依赖（physical dependence），是指长期大量饮酒之后，中枢神经系统发生了某种生理、生化的改变，一旦体内的酒精浓度降低到一定水平之下，就会发生不舒适的躯体反应，出现戒断症状。为避免发生戒断症状，依赖者不得不经常饮酒。耐受性（tolerance）是指反复饮酒之后，酒量越来越大。

酒瘾的成因尚不十分清楚。普遍认为其影响因素有生物遗传因素、病理心理因素、社会文化因素以及对嗜酒行为的政策影响等。

酒瘾的危害主要表现在对自身健康、家庭和社会的影响等方面。急性酒精中毒可抑制延髓呼吸中枢，直接导致死亡。此外，对神经系统、消化系统、生殖系统都有损害，因此造成家庭不和或破裂及对社会的不良影响。

2. 酒瘾的心理干预

对酒瘾的心理干预主要是戒酒，一般采用行为治疗、家庭治疗。行为治疗的核心是奖励和惩罚。包括以下要素：①致力于饮酒行为的改变，忽略人格或其他的因素。②定期评估进步或退步情况。③根据个人情况制定不同的治疗计划和目标。④致力于疗效的巩固和复发的预防。行为治疗分个别治疗与集体治疗两种。一般说来，集体治疗实施较为容易，且收效较好。家庭治疗在酒瘾的治疗中也起着重要作用。许多酒瘾者的家庭存在这样或那样的问题，尤其表现在家庭人际关系上，如互相指责、互相埋怨或遇事采取互相推诿的方式等。家庭治疗的中心就是找出存在的问题，并设法使之发生改变。此外，在欧美的许多国家，有一些专门为酒瘾者设定的康复机构，向希望戒酒的人提供帮助。也有一些由酒瘾者组成的自助组织，其中最有影响的为"匿名戒酒会"。这一组织的核心是互助与自助相结合，依靠集体的力量来解决共同问题。

（二）烟瘾

1. 概念

吸烟成瘾又称烟草成瘾、烟草依赖。DSM-Ⅲ对烟草依赖的诊断标准规定：（1）持续地吸用烟草至少1个月。（2）至少有下述中的一项：①郑重地企图停用或显著减少烟草使用量，但未能成功；②停止吸烟而导致停吸反应；③置严重的躯体疾病于不顾，虽自知吸用烟草会使其加剧，但仍然继续吸烟。

2. 危害

研究表明，吸烟时的烟雾中含有2000多种物质，其中尼古丁占全部生物碱的90%以上，它主要作用于人的胆碱能系统，先使胆碱能受体引起兴奋，然后再转入长时间抑制。同时，尼古丁还促进肾上腺髓质和其他部位释放儿茶酚胺，引起心率加快、血压升高和心排血量增加及末梢血管收缩及血液中游离脂肪酸增多，尼古丁对各器官的这种先兴奋后抑制作用，除能使神经系统出现震颤和痉挛外，还可引起慢性支气管炎、肺癌、肺气肿、心血管系统疾病、消化系统溃疡等。孕妇吸烟会影响胎儿发育。

3. 烟瘾的心理干预

对烟瘾的心理干预措施有心理健康教育、行为技巧训练和认知行为干预。心理健康教育的内容包括对吸烟与健康关系的认识，了解戒烟策略和保持操守过程中可能遇到的障碍等。行为技巧训练包括学会在吸烟场所的自我监控，学习如何拒绝吸烟并随时提醒自己放松等方法和技巧。认知干预包括改变对于吸烟与戒烟的认识，改变对于与吸烟有关的生理状态和情绪体验的认识。

（三）药物依赖

1. 概念

药物依赖（drug dependence）亦称药物成瘾。世界卫生组织将药物依赖定义为是一种强烈的渴求并反复地应用药物，以获取快感或避免不快感为特点的一种精神和躯体的病理状态。

药物成瘾已经成为现代严重的社会问题，药物依赖者并非出自医疗或营养的需要，而是为了满足嗜好，为了避免停药带来的躯体不适反应，不得不持续性或周期性地长期用药而欲罢不能。

药物依赖与酒精依赖一样．也包括三方面症状：①对药物的心理依赖，服药使个体产生了特定的心理体验，通常是一种心理上的快感。②对药物的生理依赖，即服药个体的中枢神经系统产生某种生理、生化的改变，若体内没有这种药物存在或其浓度低于某一水平，就会有不适的躯体反应。③个体对药物产生耐受性，即服用的药量必须逐渐加大，才能达到与原来相同的效应。

2. 分类

常见的药物依赖有以下几种。

① 阿片类药物成瘾：这是指由阿片或从阿片中提取的生物碱，如吗啡、二醋吗啡（海洛因）等吗啡的衍生物，及具有吗啡作用的化合物如哌替啶（杜冷丁）等所导致的药物成瘾。

② 大麻依赖。

③ 可卡因类药依赖。

④ 乙苯丙胺类药依赖。

⑤ 镇静催眠药和抗焦虑药依赖：如巴比妥类药物。

⑥ 致幻剂成瘾：如麦角酸二乙胺（LSD）等。

⑦ 有机溶剂成瘾：如工业上气味芳香的有机溶剂等。

⑧ 某些非巴比妥类镇静催眠药物。

3. 药物依赖的心理干预

一般来说，药物成瘾的治疗和康复分为脱毒、康复、回归社会的照顾三个阶段，而心理干预贯穿始终。所谓脱毒就是让体内成瘾药的毒物排除干净。康复阶段也就是心理治疗阶段，这是戒除药瘾并取得成功的关键，通常采用认知疗法、感情支持与行为矫正疗法，使成瘾的病态生活方式转变为正常的健康生活方式。最后，回归社会。

应当指出的是，当今戒除药物依赖的方法很多，但是戒断与矫正这种心理障碍绝非一朝一夕即可奏效，因此，对药物成瘾的干预应立足于预防，从全社会的宣传和控制方面着手，使人们普遍认识药物依赖的严重性及危害性，尤其在青少年和易感人群中重点进行宣传教育，以达到寓治于防的目标。

三、性行为与健康

性行为是指受性欲驱使，男女性在肉体上接触的行为。广义的性行为可分八个层次：拉手、搂腰搭肩、接吻、拥抱、轻度爱抚、重度爱抚、性交和两人以上的异性交往。爱抚是指男性和女性在肉体上的接触而没有性器官的结合；轻度爱抚是指对腰以上部位的爱抚；重度爱抚是指对腰以下部位的爱抚；狭义的性行为是指两性器官接触的性交行为。

性行为是人们日常生活和社会活动中普遍存在的行为，对这种行为的认同与排斥，要依行为人之间的相互关系、所处的不同文化而定。在西方社会，拥抱和接吻属于一般性的礼仪，这种行为在任何社交场合、发生在任何人之间都无可非议；在我国及其他一些国家和地区，拥抱和接吻通常是男女相爱的一种表达方式，是不能不分行为人相互间的关系而随便发生的行为，而且具有一定的隐秘性。

在社会生活中，与其他行为相比，性行为一般都属于个人的隐私。行为人不会将自己的性行为公开，社会道德和法律对性行为还有许多具体的规范。所以，性行为是一种具有隐秘性的行为，不应在公众场合进行。因此，热恋中的男女在大庭广众、众目睽睽之下拥抱、接吻是有伤风雅的，是令人不能接受的行为。

由性欲驱使而导致的性行为会影响到人的身体和心理健康，如果把握得好，会有助于身心健康；若把握不好，则会损害人的身心健康。性传播疾病主要是通过性行为传播的，目前列入性传播疾病的病种已达20余种，其中在流行病学上较为重要、社会危害较为严重的主要有梅毒、淋病、艾滋病等。性传播疾病不仅威胁着患者本人的身心健康，通过性生活的途径，患者很容易将病原体传染给自己的配偶，使之染上性病。也可通过分泌物的污染将性病间接传染给自己的子女。现今性传播疾病流行广泛、患者众多、不断蔓延，它已成为一个全球性的公共卫生问题和社会问题，其危害性是多方面的。

不同的性病病种对患者身心健康的影响是不同的，其中，艾滋病的危害最大。艾滋病患者的免疫功能缺陷，极易受到病原体感染，甚至引发恶性肿瘤，迄今没有理想的治疗方法，病死率极高。其次是梅毒，梅毒是系统性疾病，可以损害全身任何器官，虽然有青霉素等理想药物，仍有可能发展成晚期的神经梅毒或心血管梅毒，后果严重。其他如淋病等，可以伴发盆腔炎、关节炎、心内膜炎、脑膜炎等多种损害，还可导致不孕症或宫外孕。绝大多数性病患者还要承受巨大的社会心理压力，精神压抑痛苦，严重影响生活质量。

第三节　社会因素与健康

【引导案例】▶▶

"不知火海"位于日本熊本县水俣湾外围，是日本的内海，那里是日本著名的对虾产地，海产丰富，水俣镇是水俣湾东部的一个小镇，有 4 万多居民，周围的村庄还居住着 1 万多农民和渔民。"不知火海"丰富的渔产使小镇格外兴旺。1925 年，日本氮肥公司在这里建厂，后来又开设了合成醋酸厂。1949 年后，这个公司开始生产氯乙烯，年产量不断提高，1956 年超过 6000t。与此同时，工厂把没有经过任何处理的废水排放到水俣湾中。

20 世纪 50 年代初，水俣湾附近发现了一种奇怪的病。这种病症最初出现在猫身上，被称为"猫舞蹈症"。病猫步态不稳，抽搐、麻痹，甚至跳海死去，也被称为"自杀猫"。随后不久，当地居民中也发现了患这种病症的人。患者由于脑中枢神经和末梢神经被侵害，轻者口齿不清、步履蹒跚、面部痴呆、手足麻痹、感觉障碍、视觉丧失、震颤、手足变形，重者精神失常，或酣睡，或兴奋，身体弯成弓状并高叫，直至死亡。当时由于病因不明，这种病被叫做"怪病"。在小镇的 4 万居民中，几年中先后有 1 万人不同程度的患有此种病状，其后附近其他地方也发现此类症状。1956 年 8 月，日本熊本国立大学医学院研究者找出了"怪病"的病因，这种病是由于当地工厂排放的废水中含有大量的汞，严重污染了水俣湾的生态环境，当汞在水中被鱼虾等水生物食用后，会转化成剧毒的甲基汞，被污染的鱼虾通过食物链又进入了动物和人类的体内，被肠胃吸收，就会侵害到脑部和身体其他部分，造成神经细胞损害，导致脑萎缩，破坏掌握身体平衡的小脑和知觉系统，个体就会出现相应的症状。后来，这种"怪病"被叫做"水俣病"。"水俣病"不仅危害了当地人的健康和家庭幸福，而且由于水俣湾的鱼虾不能再捕捞食用，渔民失去了生活依靠，当地的经济发展受到了严重的影响。

（选自自然之友编《20 世纪环境警示录》）

【案例分析】 ▶▶

读完这则案例，我们不禁要思考社会发展对个体健康所带来的影响，本节的任务就是你介绍与健康有关的社会文化因素。

影响人类健康的社会因素较多，有些社会因素是致病的危险因素，有些则是促进健康的因素。如稳定的婚姻和亲密的家庭关系有利于家庭成员的健康，而离婚或家庭暴力则会给家庭成员带来身心伤害；又如战争带来伤残甚至死亡。

1. 社会政治经济因素

社会政治经济因素指社会立法、社会支持系统、社会资源分配、就业等因素。其中经济因素对健康起着重要的作用，它通过一些社会因素如工作条件、生活条件、营养条件和卫生保健服务等直接作用于人们的健康。通常低收入人群较少寻求医疗保健服务，而高收入人群更倾向于采纳健康促进和疾病预防的行为。

2. 卫生保健系统

卫生保健系统包括卫生保健网络、服务质量和服务范围以及医疗保障体系等。卫生保健系统决定人们获得卫生保健、治疗和护理的方式和时间、医疗保健的效果和费用等，从而对人类健康产生重大影响。

3. 职业情况

职业环境中存在的职业有害因素，如劳动制度不合理、劳动强度过大、劳动环境中的物理、化学或生物有害因素等，可导致职业人群长期处于紧张应激状态或导致机体中某些物质失衡或蓄积了不该存在的物质，从而使从业人员产生心理健康问题或罹患职业病，这些因素对健康的影响通常不会立即显现出来，其中有些因素的影响具有较长的潜伏期。

4. 社会治安和交通事故

社会治安和交通事故直接导致伤残增加或增加人们死亡的危险，频发的治安事件和交通事故还会增加人们的心理紧张因素，从而影响健康。

5. 文化教育背景

文化教育背景包括教育制度、人们的文化素质、受教育程度、风俗习惯、宗教信仰及社会文化和娱乐环境等因素。人们的文化教育背景决定了人们的生活习惯、信念、价值观和习俗、健康意识，也影响人们与卫生保健系统接触的方式、个人的健康实践活动和与卫生保健人员的关系。如不同文化背景的人对疼痛、病患、死亡的处理方式不同。因此，护理人员应该了解护理对象的文化背景，以便理解护理对象的行为和信念，促进护患之间的互动。

■ 思考题

1. 简述影响健康的心理社会因素。
2. 简述心理应激与健康的关系。
3. 什么是心身疾病？有哪些特点？

（刘丽娜）

第三篇

心 理 护 理

第五章

患 者 心 理

　　古代名医希波克拉底曾经说过："了解什么样的人得了病，比了解一个人得了什么病更重要。"现代的生物-心理-社会医学模式也要求医护人员在治疗和预防疾病的过程中，必须充分考虑到患者的生物学因素和心理社会因素，它们之间是相互联系、相互影响的。因此，了解患者的心理对于全面提高医疗护理质量是非常重要的。

第一节　患者与患者角色

【引导案例】 ▶▶

　　陈某，女，四十五岁，某公司职员，上有年老的双亲，下有一个儿子。平时工作忙，人际关系复杂，家里琐事又多，儿子也没找到工作，家里拿她做顶梁柱。她身体经常不舒服，但是一直不愿意去做检查。近期，被查出严重静脉曲张，需要做手术。她老担心以后的经济来源、身体恢复状况、术后感染等问题，吃不下、睡不着，刚住院三天便轻了三斤。

【案例分析】 ▶▶

　　陈某由于家庭负担重，一直拒绝检查。确认患病以后，无法完全承担以前担负的责任，角色发生了变化，内心出现冲突，出现焦虑等情绪反应。对于陈某及其家庭来说，迅速适应角色是很重要的问题。

一、患者角色

　　患者（patient）是指由于疾病或不适而需要帮助的人，包括那些在医院经过医生检查诊断为某种疾病，以及那些没有检查出疾病却有病感的人。患者角色（patient-role）又称为患者身份（patient-hood），是指社会对患者所期望的行为模式。尽管人的职业、地位、信仰、生活习惯、文化程度不一样，所患疾病和病情也不尽相同，但患者角色相同。当一个人患病后，便会受到不同的对待，人们期待他有与患者身份相应的心理和行为，即担负起"患者角色"。

1951年美国社会学家帕森斯（T. Parsons）提出了患者角色应该有以下四种特征。

① 患者可以从其常态时的社会角色解脱出来，因为，疾病可以使人免去执行平日的角色行为和承担其社会责任。解脱社会角色与疾病的种类以及疾病的严重程度有关，重病时需要解脱原有的角色行为和社会责任。

② 患者对于陷入疾病状态是没有责任的。

③ 患者应该认识到生病是不符合社会愿望的，从社会责任中解脱出来，只应是暂时的。

④ 患者应该寻求在技术上可靠的帮助，找医师诊治，和医师合作。

总结起来，按照帕森斯的"患者角色"概念，患者有从常态社会职责中解脱出来的权利，同时也有积极寻求医疗以便早日恢复其社会职责的义务。

二、求医行为及其影响因素

1. 求医行为的概念

求医行为指的是个体以预防疾病或疾病早期发现并治疗为目的而采取的寻求医疗帮助的行为。如主动求医、提供真实详细的病史、积极配合医疗护理、保持积极乐观的情绪等。正确的求医行为是减少和预防疾病的重要措施之一，也是关系到疾病传播和疾病控制的关键问题。

2. 求医行为的类型

求医行为的类型可以分为以下三大类。

（1）主动求医行为　指人们自觉产生"病感"或在别人的提示下认同自己患病后主动自觉去医疗机构诊治的求医行为。现实中，这类型求医行为所占比例最多。

（2）被动求医行为　指个体在产生"病感"后，由于各种原因没有主动求医，在他人催促或强迫下才到医疗机构去诊治的求医行为。

（3）强制求医行为　这其实也是一种被动的求医行为，指个体患有可能对别人和社会造成危害的严重疾病，但个体毫无"病感"或没有求医意愿，被他人强制送往医疗机构的行为。如躁狂症患者和精神分裂症患者的求医行为即属于此类。

3. 影响求医行为的因素

患者有病或有某种症状的感受后，会不会采取求医行为，主要受三大因素的影响。

（1）症状本身的特点　包括症状的强度与持久性；症状对人的身心功能的干扰；症状发生的部位；症状对人正常生活的影响。一般而言，疾病的症状越强烈、对身心功能的干扰越大，对生活的影响越明显，人们的求医行为越坚决。

（2）对疾病的主观认知　一般认为，患者对疾病的严重程度、病情预后以及康复情况等信息的掌握是他们对疾病认知的主要内涵。对疾病的认知不同，导致人们的求医行为具有很大差异。患者如果认为自己病情很重但是预后很好的话，患者的求医行为会比较坚决。

（3）心理社会因素　患者的求医行为与心理体验、社会文化背景、经济条件等情况有关。常见不求医的原因包括 10 个方面：①没有钱；②医疗费用太高；③对疾病的症状没有觉察出来；④对所患疾病的意义和重要性认识不足或自认为没有多大关系；⑤对于医生的恐惧心理，对于诊断过程的恐惧心理，对外科处置的恐惧；⑥对个人健康的态度冷漠；⑦存在一种自我惩罚的心理；⑧存在一种认为患了某些病乃是羞耻的心理（如性病）；⑨缺乏交通工具；⑩太忙，工作丢不开，请不了假。

需要指出的是，在实际生活中，影响患者求医行为的因素不可能是单一的、绝对的，常常是多种因素相互交织、相互影响，于是产生了千差万别的个体求医行为。

三、遵医行为及其影响因素

1. 遵医行为的概念

遵医行为是指患者遵从医护人员的医嘱进行检查、治疗和预防疾病的行为。任何疾病的治愈不单纯依靠医护人员的努力，同时还需要患者积极参与，并主动配合治疗方案的实施。良好的遵医行为是治疗措施得以实施、治疗效果得以保障的前提。

2. 影响遵医行为的因素

不遵医嘱的形式多种多样，可表现为不按时服药、自己改变服药剂量、减少服药次数、不按时复诊、不执行或改变医嘱等。影响遵医行为的因素常常包括以下几个方面。

（1）患者对医护人员的满意程度　患者对他们从医护人员那里得到的信息不满意或者患者对自己的疾病有不同的看法，而医护人员又不能说服患者放弃自己原有的观点，这时容易出现不遵医嘱的现象。而医护人员的服务态度、服务质量，患者对医护人员的信任和满意程度都会影响患者的遵医行为。如果患者对医生的为人、医德、医术抱有一些成见，虽然没有对医生直接表达自己的不满，但可以表达在医嘱的执行方面，不愿自觉认真地执行医嘱。

（2）治疗的复杂程度和患者对治疗的了解程度　治疗越复杂、患者对治疗的了解程度越低，越容易出现不遵医行为。有研究指出，老年人同时服用 5 种以上的药物，很少有不出错的。

（3）治疗方式与生活习惯　一般而言，如果治疗要求患者改变生活习惯（饮食起居、生活方式和个人习惯如戒烟戒酒），并要求持之以恒，患者需要付出巨大的努力才能做到时，其遵医行为就会降低。

（4）患者对自身疾病的主观评价　患者在医院听取了医嘱或拿到了药物，下一步如何做就是患者自己决定和控制的。患者会对医嘱进行评价并根据自己的主观判断来决定是否执行医嘱以及如何执行。一般来说，慢性病患者、门诊患者、病情较轻者对医嘱的改变较多。而急性患者、重症患者、住院患者对医嘱的改变较少，遵医行为较高。

（5）年龄和病期　老年人容易忘记，年轻人容易忽略；在急性病的症状缓解后、慢性病没有显效以前，都可能产生不遵医行为。

（6）文化程度、经济状况、患者性格　文化程度低、经济条件差、性格固执的患者不遵医行为的比例都较高。

3. 提高遵医行为的方法

在医生诊断和治疗正确的情况下，患者的遵医行为在很大程度上决定着患者疾病的疗效和转归。临床上常常可以采用以下方法来提高患者的遵医行为。

① 通过提高医疗护理的水平来提高患者对医护人员的满意度，从而提高遵医行为。患者对医护人员信任度越高、满意度越高，其遵医行为就越高。患者如果感到不受重视、不被

理解，其遵医行为就会降低。

② 采用一些具体的方法来提高遵医行为。当医护人员告诉患者医嘱的具体内容时，要明确提醒患者，现在我要和你讲的内容很重要，务必认真听，一定要听懂，不懂要问清楚。在讲解的过程中医护人员尽量使用简单明了的语言，方便患者理解并记住。尽可能将医嘱内容特别是药物的名称、用量和服法用文字印刷或书写出来。若是书写的，必须字迹清楚、易于辨认。当患者来复诊时，最好问他如何服药，有哪些遵医行为。这样可以及时发现患者对医嘱的误解，以便纠正。

③ 治疗应该尽量抓住要点，避免过多的不必要要求。对治疗中必须执行的医嘱，一定要说清楚，做出强调。特别是要求患者改变的生活习惯和饮食习惯。另外一方面，在治疗中要抓住重点，避免不必要的过多要求干扰患者的思维，降低了患者的遵医行为。

④ 尽可能让患者主动参与决定自己的诊疗方案。让患者和医护人员一块讨论治疗方案，共同决定治疗措施，可以使遵医行为大大提高。因为，在讨论中患者可以充分理解并记住治疗的各种要求，同时患者和医护人员通过交流，相互了解，患者感到尊重和信任，对医护人员的满意度也会增加，其遵医行为也会提高。

四、患者的角色冲突

1. 角色冲突的概念

角色冲突是指个体在适应患者角色过程中与其病前的各种角色发生心理冲突，使患者焦虑不安甚至痛苦。人在社会上总是充当多种社会角色的，患病意味着要从正常的社会角色向患者角色转化。当患者的其他社会角色强度超过求医动机时，患者就容易发生心理冲突。其他社会角色的重要性、紧迫性以及个性特征等因素会影响心理冲突的激烈程度，使患者进入患者角色发生困难。

2. 患者角色冲突的类型

（1）角色缺如　没有患者角色的"指定心理活动和行为模式"。多发生在常态角色向患者角色转化时或发生在疾病突然加重时。表现为意识不到有病或否认病情的严重程度，其原因是患者不能接受现实而采用否认心理。有时疾病会影响就业、入学或婚姻等，患者处于某种现实矛盾中也不愿承担患者角色。医护人员对这类患者要多介绍一些有关的医学知识，使其正视疾病，尽快进入角色。

（2）角色恐惧　患者对疾病缺乏正确的认识，表现为过多考虑疾病的后果，对自身健康过度悲观而无法摆脱，产生焦虑和恐惧，导致"病急乱求医，滥用药"或拒绝就医的行为。医护人员要耐心地讲解疾病知识，用各种方法来驱逐焦虑和恐惧，如主动给患者以帮助，细心地倾听他们的不满，满足其需要，尽可能地排除不良刺激等。

（3）角色减退　已进入角色的患者，由于强烈的感情需要，或因环境、家庭、工作等因素，患者不顾病情而从事了不应承担的活动，表现出对疾病的考虑不充分或不重视，从而影响疾病的治疗和康复。例如，一位患高血压病住院治疗的老先生，得知患癌症的老伴想吃水果，于是就偷偷跑出医院买苹果送到家中，结果因劳累使病情加重。这就是丈夫角色冲击了患者角色，造成患者角色减退的表现。

（4）角色强化　多发生在由患者角色向常态角色转化时。由于适应了患者的生活，产生了对疾病的习惯心理，即按时打针、吃药，按医嘱办事成了自己的行为模式。虽然躯体疾病已康复，但由于患者的依赖性加强和自信心减弱，心理上对自己的能力表示怀疑，对承担原来的社会角色恐慌不安，安心于已适应的患者生活模式，期望继续享有患者角色所获得的利益。

（5）角色异常　患者受病痛折磨而产生悲观、失望等不良情绪，甚至因此出现异常行为，如对医护人员的攻击性言行、病态固执、抑郁、厌世甚至自杀等。

对于以上各种患者角色冲突，医护人员要理解这些行为并予以重视，在对患者进行医疗、护理的同时，要注意创造条件促使患者角色正确转变，随着疾病的好转、康复，要使患者从心理上逐步摆脱这种角色，恢复其应当承担的社会角色。

第二节　患者的一般心理问题

【引导案例】▶▶

急诊科收治一名男性心肌梗死的患者，护士小王发现患者并不配合抢救，目光游移，仿佛在寻找什么。于是她一边给患者吸上氧气，一边关心地询问患者："你想要什么吗？"患者急切地说："让我的家人进来，我要见我的妻子。"小王安抚患者的同时，查看了病例，得知患者是一位大学教师，35岁，第一次发作心梗。小王来到走廊上，向家属简单介绍病情，并将患者的妻子带进了抢救室，在妻子的安慰下患者很快平静下来，抢救工作得以顺利进行。2周后，患者及妻子来到急诊科找到小王。患者紧紧握住小王的手："王护士，谢谢你！那天我发病时，以为自己会死，我刚结婚不久，怕再也见不到妻子了，心里很紧张，谢谢你让她进来陪我。"夫妇俩道谢后离开了。

【案例分析】▶▶

患者在患上疾病时，个体在患上躯体疾病的同时，心理会产生一定的变化，认知功能、情绪功能和意志行为功能都会出现一定的变化。如果及时关注患者的心理变化，针对患者不同阶段的心理特点进行有针对性的护理，将会大大提升心理护理的效果。作为护士应根据患者的心理特点，运用心理学技术和方法给予针对性的护理。

一、患者的心理变化过程

患者患病后由于生理状况和角色的变化，常会出现一些和正常人不同的心理现象，这些变化被称为患者的心理反应。多数情况下，个体由于躯体疾病所引起的心理变化，常带有病态倾向。

（一）疾病对患者心理的影响

当一个人患病时，原有的心理平衡被破坏，轻者可使患者感到挫折，重者则导致严重的心理应激反应。

1. 抑郁和焦虑

焦虑是一个人感受到威胁时产生的情绪体验，是最常见于综合医院患者的一种情绪反应。产生焦虑的原因是多方面的，包括对疾病的担心，对病因、转归、预后不明确；对有威胁性的特殊检查怀疑其可靠性和安全性；手术所致的焦虑等。适度的焦虑可以调动机体的防御机制，有利于疾病的康复，但是长期过度的焦虑会妨碍疾病的治疗和康复。

抑郁是一种由现实丧失或预期丧失而引起的忧愁压抑的消极情绪。其表现方式多种多样，有的少言寡语，对外界任何事物不感兴趣；有的哭泣不语；有的则自暴自弃，放弃治疗，甚至出现轻生念头。患者的抑郁情绪主要由治疗不顺利、不理想，缺乏治疗的信心和勇气所致。其次，与患者的年龄、人格、家庭因素也有关系。长期严重的抑郁对患者是不利的，抑郁一方面影响医师对疾病的诊断和治疗；另一方面也会降低患者的免疫力，从而引发新的疾病。

2. 否认和怀疑

否认是指个体有意或无意否定某一事实的存在，企图降低由该事件所引起的恐惧和焦虑等情绪。临床经常会看到有的患者否认自己有病，尤其是一些预后不良的疾病，以反向作用来加强否认作用，患者表现得像正常人一样，甚至增加工作和社会活动以显示其"健康"，医护人员自己患病时也有此现象。否认是一种自我防卫方式，可以避免过度的焦虑和恐惧。大多数患者否认过程会逐渐消失，但是不顾事实的否认会贻误治疗，甚至使病情恶化。

怀疑表现为对周围事物异常敏感，听到别人窃窃私语，就以为是在议论自己的病情，觉得自己病情很重，甚至没救了；对别人的好言相劝也怀疑，甚至曲解别人的意思；总是担心误诊，怕吃错药、打错针；怕别人有事隐瞒或没给他最好的治疗；担心医疗事故或意外不幸降落在自己身上等。

3. 恐惧和愤怒

患者的恐惧常伴随着疑虑，对诊断、治疗方法及效果的怀疑，担心误诊误治、药物的副作用、手术的后遗症等。害怕疾病的不良后果、治疗时的痛苦、术后疼痛以及担心疾病后的工作能力受影响，是引起恐惧的原因。不同年龄、性别的患者对疾病的恐惧及治疗方法的恐惧是不同的，儿童患者的恐惧多与黑暗、陌生和疼痛相联系。成年患者的恐惧多与住院、损伤性检查、手术疼痛和后果、将来的生活能力等联系。

患者经常认为自己患病是不公平的，加上疾病的折磨，常常觉得愤怒。有时候，在治疗中遇到挫折也会产生愤怒。愤怒常导致攻击行为。常见的有外怒型和内怒型，前者攻击的对象是他人或外界事物，如医护人员和医疗设备；后者惩罚的对象是自己，如自杀、自伤。

4. 卑微和孤独

患者因体力下降、不能承担家庭和社会责任而感到不受重视、低人一等或因必须受人照顾而失去尊严感觉卑微。这种卑微感使患者表现为事事谨慎小心、不愿与人接触、有问题不敢问、胆小怕事等。

社会信息剥夺和对亲人依恋的需要不能满足是患者产生孤独感的主要原因。患者在医院这个特定的环境里，人员生疏、环境不适应，行为受到限制，与外界的各处联系突然中断，更加感到孤单。儿童患者和老年患者的孤独感更明显一些，常要求有人陪伴和照顾；需要隔离的病种使患者减少对外交往和外出机会，有与世隔绝、度日如年的感受。

5. 退化和依赖

患者有时候会表现出行为与年龄和社会身份不相符，突出表现就是孩子似的行为，这是一种退化心理。主要表现为高度的自我为中心，要求别人都围着他转；兴趣狭窄，只对与自己相关的事情感兴趣；情绪不稳定，思考问题缺乏逻辑性和现实性等。适度的退化是一种重新整合的过程，有利于疾病的治疗和康复。但是过度的退化会使患者缺乏与疾病作斗争的坚强信念，影响疾病的康复。

进入患者角色之后，大多数人会产生依赖心理，对自己日常生活自理的信心不足，事事依赖别人去做，行为变得被动顺从，情感脆弱，一向独立、意志坚定的人也可能犹豫不决。

（二）住院对患者的影响

住院对疾病的诊断和治疗都有利，但住院又往往标志疾病较为严重，会让患者产生不同程度的心理应激。

1. 住院患者早期常见的心理反应

（1）环境突变的心理问题　患者住院时要离开他的家庭，进入陌生的病房环境。医院有特殊的设备、结构，有相应的治疗、护理活动及各种规定；种种的不熟悉，足以令患者焦虑和孤独。住院接受治疗，是处在"被动"、"依赖"立场，患者失去了自主与控制的权力，而且在医院里，患者也难有机会与医生、护士有效沟通，这更增加了患者的负性心理。

（2）生活方式的不适应　医院的规章制度对住院患者有一定的要求。饮食要遵从医嘱，睡眠要遵照作息时间，生活上的全部过程被医护人员监视着，个人行为成为众所周知的事，不管患者平日社会角色如何，住院后都得服从病房的管理。因此，患者往往感到不适应，易致烦闷不安。

（3）工作及家庭生活中断的心理问题　住院实际上造成了工作、家庭生活的中断，暂时性的离开工作场所及中止原来的社会角色，容易产生自我认同迷失。这种中断也给患者带来心理压力，有的担心会给家庭经济带来困难，或配偶对子女照料不周而放心不下；有的对学习中断可能导致的后果感到焦虑；一些工作负责、事业心强或担负领导工作的人，一旦被强迫性地整天躺在床上，靠别人安排自己的生活，则更为焦虑和烦闷。

2. 疾病高峰期患者的心理反应

（1）疑病心理　关注自身健康，对于医护人员让做的各种检查和治疗的目的、实施后的效果和反应等过分关注，甚至对医生查房时的言谈举止及家属神态反复揣测，试图通过医护人员及家属的表情来猜测自己所患疾病的轻重程度及其后果。

（2）焦虑心理　由于患者缺乏医学方面的知识，对自身疾病高峰期的到来缺乏心理准备，对病情加重带来的痛苦难以接受，感到自己末日将临，同时又留恋人生，因而产生恐惧和焦虑心理。

（3）哀伤和退化心理　病情加重带来的痛苦、不良预后的可能等都会引起患者哀伤的情绪反应，从而在行为上表现出退化性行为，如依赖性增强、自理能力下降、兴趣狭窄等。

3. 康复期患者的心理反应

康复期是患者经过治疗摆脱疾病限制，逐步回到正常生活活动中去的过程，是患者整个病程转归中的一个重要时期。不同患者及不同疾病的康复期有所不同，所需时间的长短除与病情、身体素质、知识水平、年龄、性别、性格结构、社会心理因素等有关外，还与这时期患者的心理活动有相当密切的关系。康复期患者的心理反应主要有以下几种。

（1）心理忧郁、沮丧　这个时期的患者常担心自己是否能够恢复正常的生活能力，担心自己给家庭和他人带来累赘和不幸而产生悲观厌世情绪。肢体残缺的患者担心自己的生活、学习、婚姻等问题，内心充满压抑、自卑甚至是绝望。肿瘤患者则出现悲观、绝望心理，不思饮食，反复安排自己的后事，拒绝治疗，拒绝探视，消极地听从天命。

（2）被动依赖　　由于疾病的刺激，患者变得脆弱、过度依赖。手术后可以下床活动却仍不愿行走，怕活动会引起疼痛或伤口裂开。这对患者机体康复、器官功能的锻炼起消极作用。

（3）神经衰弱　　重症患者由于患病消耗大量的体力，各种生理活动处于恢复阶段。大脑活动功能尚未完全恢复，常出现失眠、多梦、虚弱、头晕、乏力等症状。

（4）缺陷心理　　有时外科手术是为了保存生命，不得不做些破坏性手术，如截肢、脏器移植等。尽管手术为患者解除了病痛，但却导致了患者的生理缺陷并由此产生心理缺陷。具有心理缺陷的患者多表现出自卑感、不愿和他人接触等不良心理反应。

（5）"患者角色"习惯化　　长期住院的患者，甚至会在心理上产生持续依赖医生、护士的治疗护理及他人的照顾，逐渐形成"患者角色"的习惯化。这种"习惯化"会成为患者康复的心理障碍。

二、认知的改变

（1）主观感觉异常　　就是指患者患病之后，由于病体的反应，角色的变化和心理冲突，主观感受和体验与正常时有了差异。除病体本身反应外，主要因为患者患病之前集中精力忙于工作和学习，心理活动经常指向外界客观事物，对自己的躯体状况不太留意。患者一旦患了病，就会把注意力顿时转向自身，甚至对自己的呼吸、心跳、胃肠蠕动的声音都异常地敏感。由于躯体活动少，环境又安静，感受性也提高了。不仅对声、光、温度等外界刺激很敏感，就连自己的体位、姿势也似乎觉察得很清楚。比如，一会觉得枕头低，一会觉得被子沉，一会埋怨床单不平展，不时翻身。正常人认为鲜美的味道，却可能引起患者反感；正常人认为美丽的颜色，患者看了却感到讨厌；甚至正常人的嬉笑也会引起患者的厌烦。

（2）记忆力下降　　有些患者不能准确地回忆病史，不能记住医嘱，甚至刚说过的话、干过的事情、刚放在身边的东西，也难以记起。

（3）思维方面　　主要表现在逻辑思维的能力受到损害，在病中分析判断能力会下降。如一些患者在医疗决策上，即使是面对不太重要的抉择往往也表现犹豫不决。有些患者可能草率决定，但不久这一决定成为患者苦恼的根源。

三、患者常见的情绪反应

患者面临疾病威胁，必然引起身心紧张，产生各种情绪变化。常见的有焦虑、恐惧、愤怒、抑郁等。在各种心理变化中，情绪变化是大多数患者在病中不同程度地体验到的最常见、最突出、最重要的心理变化。患者情绪反应的表现和强度与其对疾病的认知和评价有密切关系。

（1）情绪活动强度的变化　　在许多情况下，患者对引起消极情绪刺激的反应强度大于正常人。一些微弱的刺激可使处于焦虑状态中的患者表现为反应过敏、惊恐不安。但也有少数患者表现为对刺激无动于衷、表情麻木，这通常预示着患者病情严重或有严重心理障碍。

（2）情绪活动稳定性的变化　　有些患者在病中表现为情绪不稳定，变得易激惹、情感脆弱、易受伤害，有时甚至为一些微不足道的小事发脾气或悲伤哭泣。

（3）情绪活动持续时间的变化 患者对消极情绪的体验时间较长。焦虑、抑郁常是老年患者的主导心境。

四、患者的行为问题

首先在疾病的诊疗过程中会引起患者痛苦和不适，需要患者忍受。此外，许多疾病与不良行为或生活习惯有关，治疗疾病过程中，需要很大程度上改变其不良的生活方式。这些挑战都需要患者意志的努力，也会引起患者意志的变化。

有些患者表现为意志行为的减弱，在生活方面要求医护人员和家人更多的关心照顾，其实质是患者角色的强化，过度依赖。也有患者缺乏坚韧性，稍遇困难便失去治疗信心，对疾病不能忍受。还有患者表现为意志行为的增强，对于自己的疾病和治疗方案反复检查、反复询问、过分关注，其实质是对医护人员的不信任。

五、患者的心理需要

一个人患病后都希望尽快确诊、有效治疗、亲人关心等，因此，患者的心理需要是复杂多变的。医护人员要认真分析患者的各种心理需要，采取积极的干预措施，促进患者的康复。

1. 安全的需要

许多疾病本身就是对安全需要的威胁。当患病时，日常有规律的生活秩序被打破，患者会产生不安全感，感觉孤独，渴望关怀。安全感的丧失常使患者害怕独处，唯恐发生什么意外，害怕误诊，害怕痛苦的检查和手术，害怕护士用错药、输错液体。患者的这些心理反应应当引起医护人员的重视。在工作中，医护人员必须有严谨的工作态度、高超的医护水平，尽量避免一切可能影响患者安全感的行为，对任何诊断、治疗、护理措施，都要尽量与患者沟通，耐心说明解释，以减少疑虑和恐惧。当患者感到医护人员在用最好的、最正确的方法全力诊治他时，便会增加他们的安全感。

2. 爱与归属的需要

爱与归属的需要主要包含情感、关怀、仁慈、亲密以及理解等，缺少了这类需要会造成不愉快的情绪。患病时这类需要不仅不消失，甚至更为强化，尤其是安全感得到保证后，这种情感的需要油然而生。病前人们生活在熟悉的群体中，患病住院后进入陌生环境，归属的需要就特别迫切。医护人员应及时予以心理疏导，使其顺利进入患者角色，安心养病；建立探陪制度，允许患者家属探视和陪伴；同时，医护人员也要把新住院的患者介绍给同室的其他患者；让患者充分感受到家庭和医院的温暖，爱与归属的需要得到满足。

3. 尊重的需要

患者在生病期间常常体会不到自己的价值，觉得是别人的负担或累赘，被尊重的需要得不到满足。在现今社会中，身体健康被视为是一种财富，患病常使人自尊心降低，因而对被尊重的需要会强于健康人。医护人员应从与患者的交往中给予支持、鼓励与赞许，成为患者维持自尊的必要途径。面对一个因疼痛而哭泣的男患者，护理人员的反应如果是："大男人还哇哇地哭！"只会使患者微弱的自尊受到更多的伤害，相反的，如果反应为"你很坚强"

或"你很努力"则更有利于维持患者濒于崩溃的自尊。

有些患者认为赢得更多尊重，可获取医护人员更多的重视，得到更多的关怀和更好的治疗。此时，患者往往表现出自己的社会身份，与医护人员亲切地交流感情，以期得到良好的或破格的对待。而那些内向又不善于交往的患者，则希望能得到一视同仁的对待。因此，医护人员对待每一个患者必须亲切而有礼貌，不要直呼床号，而要称呼姓名；不要被动冷淡，而要主动热情；不要有亲有疏，而要合理公平。

4. 刺激和信息的需要

感觉剥夺实验表明，寻求新鲜感，探索和动手操作等需要也是人类不可缺少的需要之一。患病时满足这些需求的条件受到限制，可导致患者厌烦和抑郁。如果长期卧床，缺少活动，影响会更大。医护人员应该根据医院的主客观条件，安排适当的活动和有一定新鲜感的刺激，以满足患者对刺激的需要。

患者住院后，进入了一个完全陌生的环境，需要了解大量信息。首先，他们需要知道医院的各种规章制度、治疗设备及水平情况，还急于知道有关自己疾病的诊断、治疗、护理、愈后等信息。其次，患者对院外的其他有关信息也想获得，如家庭、工作单位的各种情况、医疗费用的报账问题等。提供适当的信息不仅可以消除患者的疑虑，还可避免产生消极情绪反应。因此，医护人员有必要与患者进行良好的交流，满足患者对相关信息的需求。

5. 自我成就的需要

患病时最难以满足就是自我成就的需要。这种需要包括表达个人的个性和发展个人的能力两个方面。患病使人感到力不从心，因为患者常要依赖他人照顾自己，而自我成就的需要既耗脑力又耗体力。有些意外事故致残者，其自我成就需要受挫更严重。医护人员应该积极帮助患者满足自理需求，恢复和提高其自理能力，从而满足他们自我成就的需要。

6. 家庭支持的需要

家庭的支持对慢性疾病和残疾的治疗和康复有很大的影响。良好家庭中慢性病患儿比功能不良家庭中的儿童生活得更愉快，有更好的食欲，有利于康复。糖尿病控制不良与低家庭凝聚度和高冲突有关，因为糖尿病患者在饮食控制中，家人的合作与监督是最关键的因素。脑卒中瘫痪患者的康复更与家人的支持有密切关系。

■ 思考题

1. 通常患者角色冲突有哪些类型？
2. 影响求医行为的因素有哪些？
3. 患者的心理需要有哪些？
4. 患者常见的心理变化包括哪些？

（顾红霞）

第六章

护 患 关 系

【引导案例】▶▶

24 岁的田云因感冒发热，在家属的陪伴下到朝阳某医院看病。医生让她做一个 X 线检查。做胸透时，男医生用较差的语气要求她脱光上衣，田云以前没拍过 X 线片，只能按照医生要求脱光上衣。等候在外的家属感觉医生态度很粗暴，冲进去气愤地质问大夫："为什么要脱光上衣"，医生冷淡地说是因为检查需要，可也拿不出什么书面文件来。事后，田云得知拍 X 线片检查不用脱光衣服，感到自己的隐私和尊严被严重侵犯。田云将该医院告到法院，请求法院判决被告在媒体上公开赔礼道歉，赔偿经济损失及精神损失 2 万元。

【案例分析】▶▶

对于医院拍 X 线片是否脱衣，暂时没有硬性的规定，个别医院要求脱光上衣是因为患者内衣中有些材料会造成"伪影"，可能影响到大夫最终看片诊断的精准。而患者认为即使这样也应提前告知患者，在具体做法上要多替患者着想。该案例主要问题是医生没有与患者进行有效沟通，涉及侵犯患者个人隐私的问题。

第一节　人际关系概述

护理工作是护患之间为了医疗护理的共同目标而发生的互动过程，而护患双方不同的文化背景、人格特征和社会地位等均影响双方对角色的期待和相互的感觉，进而影响护患关系的质量。因此，护理人员必须护患关系的概念、特征、方式等，熟练掌握护理工作中的沟通技巧，才能建立和发展良好的护理人际关系，促进患者康复。

一、社会认知和人际吸引

1. 社会认知

社会认知（social cognition）是个体对他人的心理状态、行为动机和意向等作出理性分析与判断的过程。该过程既是根据认知者的过去经验及对有关线索的分析而进行的，又必须通过认知者的思维活动（包括某种程度上的信息加工、推理、分类和归纳）来进行。人际关系的建立以社会认知的结果为基础。

社会认知是个体行为的基础，个体的社会行为是社会认知过程中作出各种裁决的结果。社会认知对象的范围很广，包括对他人表情的认知、对他人性格的认知、对人与人之间关系的认知。

社会认知的许多方面涉及我们的日常生活，其中最重要的一个领域就是它对人类健康和幸福的影响。心理学家在研究社会认知对健康的影响时指出，乐观的生活态度以及面对疾病时的乐观解释是人们身体健康的主要条件之一。比如赛利格曼（Seligman，1987）、皮特森（Peterson，1988）研究了哈佛大学 1946 年的一次面谈记录和这些人在 1980 年的健康状况，发现那些乐观的人在身体状况方面远远好于那些悲观的人。

2. 人际吸引

人际吸引（interpersonal attraction）是人与人之间产生的彼此注意、欣赏、倾慕等心理上的好感，从而促进人与人之间的接近并建立感情的过程。人际关系以人际交往为基础，而人际吸引是人际交往的第一步。按吸引的程度，人际吸引可分为亲和、喜欢和爱情。亲和是较低层次的人际吸引，喜欢是中等程度的吸引，爱情是最强烈的人际吸引形式。

人际吸引的规律如下。

（1）接近吸引律　当交往双方存在着时空、兴趣、态度及职业、背景等的接近点时，彼此间易相互吸引。

（2）对等吸引律　"敬人者，人恒敬之"，人们都喜欢那些同样喜欢自己的人，不喜欢那些不喜欢自己的人。

（3）相似吸引律　"物以类聚，人以群分"，人们通常喜欢那些在某一方面与自己有着相似特点的人，主要是在态度、信仰、爱好、兴趣等方面的相似。

（4）互补吸引律　双方的个性或需要及满足需要的途径正好为互补关系时，会产生强烈的吸引力。因此，沉默的人往往与那些喜欢说话的人成为朋友。

（5）能力吸引律　在其他条件相当时，一个人越有能力就越受人喜欢。但最受人喜欢的并不是能力非凡的超人，而是那些具有非凡能力但也会犯错误的人。

（6）异性吸引律　男和女之间总比男和男或女和女之间更容易相互吸引、更易建立联系。

二、护患关系概述

护患关系（nurse-patient relationship）是指在护理过程中，护士与患者之间产生和发展的一种工作性、专业性、帮助性的人际关系。许多调查研究表明，良好的护患关系能有效地减轻或消除患者来自环境、诊疗过程及疾病本身的压力，有助于治疗和加速疾病的康复进程。护患关系的特征如下。

（1）护患关系是专业性的互动关系　护患之间要达成健康的共识，就是一个专业性、帮助性的互动关系（亦称治疗性人际关系），是以解决患者在患病期间所遇到的生理、社会、心理、精神等方面的问题，满足患者需要为主要目的的一种专业性的人际关系。这种关系中的所有活动是以专业活动为中心，以保证患者的健康为目的的。

（2）护患关系是帮助性的工作关系　护患之间的人际交往是一种职业行为，而护患关系是护理工作的需要。在护理过程中，不管面对何种身份、性别、年龄、职业、素质的患者，也不管护士与这些人之间有无相互的人际吸引基础，出于工作的需要，护士都应与患者建立及保持良好的护患关系。因此，要求护士对所有的患者应一视同仁，设身处地地为患者着想，并真诚地给予帮助，以满足患者的健康需求。

（3）护患关系是多元化多方位的人际关系　护患关系是护理人际关系的中心。护患人际交往中，双方都会将自己的思想、情绪感受、价值观、行为模式、健康和疾病方面的经验带入关系中来，影响双方的感受与期望，并进一步影响彼此间的交往。护患关系不仅局限于护士和患者之间，还涉及医疗护理过程中多方面的人际关系。医生、家属、朋友、同事等也是护患关系中的重要组成部分。这些关系会从不同的角度，以多元化、多方位的互动方式影响护患关系。

（4）护患关系是短暂性的人际关系　护患关系是帮助者或帮助系统与被帮助者或被帮助系统之间的关系，只有在患者寻求健康帮助时才会产生。一旦患者病情缓解出院，这种人际关系一般就会结束。但随着护理服务的范畴不断拓宽，社区护理、居家护理等延伸服务的开展，护患关系将有进一步的扩展及延伸。

三、护患关系模式

护患关系的模式可以从不同的角度将其分成多种类型。目前较为流行的是 1978 年美国学者 Szas 和 Hollander 提出的三种类型医患关系模式，此模式同样适用于护患关系。

1. 主动-被动型模式（active-passive model）

这是一种单向性的、以生物医学模式及疾病的护理为主导思想的护患关系模式，其特征为"护士为患者做什么"。在护理工作中，护士处于主动、主导的地位，所有对患者的护理活动，只要护士认为有必要即可实施；而患者处于完全被动的、接受的从属地位。

这种模式主要适用于那些病情危重、精神疾病或婴幼儿等患者，一般此类患者部分或完全失去正常的思维能力，无法做出自我决策，需要护士具有良好的职业道德、高度的工作责任心，使患者在单向的护患关系中能够较快战胜疾病，早日康复。

2. 指导-合作型模式（guidance-cooperation model）

这是一种微弱单向，以生物医学-社会心理模式及疾病的护理为指导思想的护患关系模式，其特征是"护士教会患者做什么"。护患双方在护理活动中都具有主动性，护士决定护理方案和措施，也指导患者有关缓解症状、促进康复的方法，而患者则尊重护士的决定并主动配合，向护士提供与自己疾病有关的信息，对护理方案和护理措施提出建议与意见。

这种模式主要适用于急性、病情较严重但意识清醒的患者。此类患者神志清楚，但病情严重、病程较短，对疾病的治疗和护理了解少，需要依靠护士的指导以便更好地配合治疗及护理。此模式的护患关系中需要护士具有良好的护理道德、高度的工作责任心、良好的护患沟通及健康教育技巧，帮助患者早日康复。

3. 共同参与型模式（mutual-participation model）

这是一种"双向性"的、以生物医学-社会心理模式及健康为中心的护患关系模式，其特征为"护士帮助患者自我恢复"。这种模式以平等合作为基础，护患双方具有大致同等的权利，双方相互尊重，相互学习，相互协商，共同参与护理措施的决策和实施。患者在治疗护理的过程中不仅主动配合，而且还积极参与，如诉说病情、与护士共同制定护理目标、探讨护理措施、反映治疗和护理效果等。

这是一种新型的平等合作的护患关系，是目前"以患者为中心"的整体护理理念中较为理想的护患关系。护患双方共同探讨护理疾病的途径和方法，在护理人员的指导下充分发挥患者的积极性，并主动配合参与护理活动。随着医学模式从生物医学模式向生物-心理-社会医学模式的转变，患者的概念被赋予了新的内涵。现在，国外文献中常用 client（服务对象）代替 patient（患者），这就意味着护理对象不仅仅是患有疾病的人，而且应该还包括享有保健服务的人群，即护理的服务对象由健康人、正在寻求治疗的人以及治疗中的人三部分组成。

一般说来，在特定的情况下，这三种护患关系模式都是正确、行之有效的，而且三种模式也是难以截然分开的，需要哪种模式要根据患者的病情、环境、医疗设备、技术力量等条件来决定。但只要患者能表达自己意见，护理人员就应该注意发挥患者的主动性和能动性，鼓励其共同参与疾病的诊疗和护理。

第二节　护患沟通

护理人员在工作中有很多时间和机会接触患者及其家属，由于双方不同的社会文化背景、人格特征及不同的社会地位，会在很大程度上影响双方的沟通，进而影响护理工作的顺利开展。对护士来说，沟通是护理实践中的重要内容，有着特殊的工作含义。护患之间的沟通及相互作用是产生护患关系的基础及必要过程，而一定的护患关系总是体现在护患的沟通及相互作用中，所以护士应了解沟通的相关理论并掌握一定的沟通技巧，从而达到有效沟通。

一、沟通的过程

护患沟通是护士与患者之间信息交流和相互作用的过程。所交流的内容是与患者的护理及康复直接或间接相关的信息，同时也包括双方的思想、感情、愿望和要求等方面的交流。

沟通（communication）或称交流，是人们以交换意见、表达情感、满足需要为目的，彼此间相互了解、认识和建立联系的过程。人们在共同生活中，需要他人的同情和理解，需要情感的交流。人际沟通包括五个基本因素：沟通的背景、信息发出者、信息内容、信息接受者、信息反馈过程。

护理情景中，从护士一接触患者就开始了双方的信息交流，护士询问病情，患者回答护士的提问及介绍自己的情况，同时也开始有了情感的沟通。良好的护患沟通就是一种治疗护理手段。治疗性沟通是一般性沟通在护理实践中的具体应用，信息发出者与接受者是护士和患者，而要沟通的事物是属于护理范畴以内的专业性事物（不仅限于医院范围内，还可包括家庭和社区所有与健康照顾有关的内容）。并且治疗性沟通是有目的的，即为患者健康服务、满足患者需要。较好地运用沟通技巧能使护士与患者真诚交往，以达到整体护理的效果。

因此，护士为使自己的沟通行为对患者起到积极的作用，不仅要学会如何将信息清楚地传递给患者，使患者能够接受和理解，而且要善于观察其对各种信息的反馈，以判断患者是否准确地接收到信息。

二、护患沟通的形式

为保证积极有效的护患沟通，需要护士掌握良好的沟通技巧。人际沟通具体表现为两个方面：一是言语沟通；二是非言语沟通。

1. 言语沟通

言语是信息的一个重要来源。人际交往过程中，言语不仅担负着传递信息的功能，而且是激励或抑制双方情绪，影响其心理状态的手段。言语性沟通（verbal communication）是用语言或文字进行的沟通，包括所说的话和所写的字，是传递信息的符号。

语言是护士与患者进行沟通最基本、最重要的工具，是沟通护士与患者思想、情感的重要媒介。护士对患者的语言可治病也可致病。理想的语言可促进护患沟通，增进护患关系，有利于整体护理水平的提高和患者的身心健康。因此护士的语言艺术、语言修养至关重要。

2. 非言语沟通

非言语沟通（nonverbal communication）就是不使用语言文字，运用身体运动、姿势、表情、眼神和触觉等进行的沟通。它可以是有意识的或无意识的，其主要目的是表达感情，维持自我形象，验证语言信息的准确性，调节互动，维持护患关系。非言语交往可分为动态与静态两种。动态主要包括面部表情、身段表情和人际距离等；静态包括衣着打扮、环境信息等。

三、护患沟通的层次

护患沟通的层次体现在技术与非技术两方面。

1. 技术层次

技术层次反映在执行护理措施时护患交往行为的主动性与自主性方面。在护患沟通中，连接双方的纽带是医疗和护理，即患者患病需要医疗护理，护士是掌握着帮助患者恢复健康的专业知识和技能的人，能够满足患者这种需要，这就构成了护患沟通的基础，也是维系护患关系的纽带。在这种技术关系中，护士处于主动地位，而患者处于被动地位。因此，当出现护患冲突时，护士是矛盾的主要方面，对患者具有直接的甚至是较大的影响。

2. 非技术层次

非技术层次反映护理过程中护患双方在心理和社会等方面的关系，即护患双方由于社会、心理、伦理道德、教育、经济、法律等多种因素的影响，在实施医护技术过程中所形成的在道德、利益、法律、价值等多种内容的关系，其中最重要的是道德关系。非技术层次的交往主要表现在护理态度、护理质量和护理作风等方面。

在实际的医疗护理活动中，技术与非技术两个层次的交往是相互依赖、相互影响、相互作用的。技术层次的交往是非技术层次交往的基础，而非技术层次交往的成果又有利于护理工作的落实，促进技术层次的交往。例如，非技术层次的交往成功会有利于护士采集病史，增进患者对治疗护理的依从性，从而有利于技术层次的交往。而技术层次的交往失败，如护士打错针、发错药，也会损害非技术层次的交往。由此可见，对于良好的护患沟通来说，两个层次的交往和相互作用都是十分重要的。值得注意的是，在生物医学模式的影响下，许多护士忽视了非技术层次的交往，例如，只关心患者的病情，而不愿倾听患者与疾病无直接关系的诉说，只见疾病，不见患者，这种医学的"非人性化"倾向必然影响护患沟通的顺利开展。

四、影响护患沟通的因素

护患沟通过程中，存在各种影响有效护患沟通的因素，其中主要有以下几种。

（1）信息编码　临床护理工作中的信息编码不当主要表现在三个方面：①护士较多使用专业词汇或者患者不熟悉的术语，如医学名词等；②护士表达的内容含义模糊，如"明日检查前，您必须禁食"，患者很可能把"禁食"理解成"进食"；③护士选择了患者不懂的语言，如使用方言等。因此，护士在正式沟通前，应明确沟通内容，了解患者背景，选择恰当语言，对必须使用的专业术语予以通俗解释等。

（2）态度　护患沟通的目的不仅是简单地传递信息，更主要是通过沟通去影响患者、了解患者的真实感受，为此护士必须先赢得患者的接纳和信任。患者能否予以接纳和信任，关键是护士在沟通中对患者所展示的态度。热情友好的态度能使沟通深入进行，有效地实现沟通的目的；若护士抱以冷漠、粗暴的态度，患者会拒绝交流。

（3）知识　知识是影响护患沟通的最一般背景因素，护士缺乏知识可能使沟通的各个环节出现障碍，例如知识可能影响信息的表达、影响对患者表达信息的理解等。尤其是随着现代护理观念进步，护患沟通已从原先一般的信息传递，上升到具有治疗性目的。欲使护患沟通达到治疗效用，护士需具有医学、护理学、心理学、社会学等综合性知识。如对心身疾病患者，护士不仅实施临床护理，还应让患者了解与其疾病相关的社会心理因素，学会应对技巧。若护士没有健康教育等相关知识，护患沟通便无法达此目的。

（4）沟通技巧　良好的沟通技巧可使护患沟通迅速、顺利地完成；缺乏沟通技巧可使护患沟通的障碍重重。若护士与患者交谈中常打断患者说话，或东张西望，或在患者伤心痛哭、情绪波动时缺少适当反应等不良沟通行为，均会阻碍沟通的深入进行。总之，沟通技巧对整个沟通过程起着加速与催化的作用。

（5）社会文化背景　临床患者来自社会各个阶层，有不同的社会角色、观念和风俗习惯。虽然他们进入医院后的共同角色是患者，但其背景因素仍会无形地影响护患沟通。例如，社会地位较高的患者，可能在言谈举止中表现出优越感、支配欲；有的患者可能对护士存有偏见，对待医生与护士的态度有明显反差，以致挫伤护士的自尊，影响护士与之沟通的积极性。此外，我国的多民族国情，还要求护士对不同民族患者的文化风俗习惯有更多尊重、理解和谅解，若忽视这种差异，可能阻碍护患间的沟通。

五、沟通技巧

沟通过程是通过语言和非语言行为来完成的，因此，护士的沟通技巧也可从语言和非语言两大方面进行训练。

（一）语言沟通技巧与训练

语言是护患交往中最常用、最重要的工具，语言修养是护士重要的职业素质，是人际交往相互沟通的主要方式。患者及家属可以从护士的语言修养中评价护士并决定对其信赖的程度。语言技巧运用恰当与否，对护患关系具有直接影响。

1. 恰当运用规范语言，避免术语

规范的语言是指语义要准确，语音要清晰，语法要规范，语调要适宜，语速要适当，词汇要通俗易懂等方面。如果护士在与患者的语言沟通中，上述方面没有处理好，就容易引起误解甚至产生护患冲突。人们把语调的强弱、轻重、高低，语速的快慢等称"副语言"，同一句话因不同的副语言就可以表达不同的含义。一个患者的裤子刚换半小时又湿了，当时护士问："怎么又湿了？"其意思仅是想询问湿了的原因，由于声调较高，患者误以为护士是嫌弃患者，结果大闹了一场。由此可见，即使是一个简单问题的陈述，凭借"副语言"可以表达不同。

2. 正确使用"工作语言"

护士的"工作语言"是指护士语言应具有治疗性、原则性、礼貌性、知识性、委婉性等特点。护士语言的治疗性体现在能使患者得到心理上的慰藉，能使患者保持轻松愉快的心境，对患者的健康恢复起积极作用。护士语言的原则性包括语言既原则谨慎严肃，又灵活亲切坦诚，特别是诊断、治疗、预后方面的问题，语言一定要谨慎。护士语言的礼貌性是尊重他人的具体表现，是护患关系的敲门砖，多用礼貌用语，不仅有利于双方形成融洽气氛，而且有益于护患沟通。护士语言还有一个重要功能就是知识的传递，护士语言还要言之有物，注重知识性。当护士需要向患者传递某个坏消息时，学会使用委婉性的语言能够提高信息接受者的承受度。

3. 学会使用赞美语言

常言道"良言一句三冬暖，恶语伤人六月寒"。称赞是对他人的肯定，每个人都有得到他人肯定和尊重的需要。选择恰当的时机和适当的方式表达对对方的赞许，是增进彼此情感的催化剂。用赞美的语言交流，使患者有被注意与优势感。在护患沟通中，适时地赞美，往往会转移患者的不良情绪，使其心理上得到平衡。对自尊心脆弱的患者更是如此，发生冲突时，要善于发现他们的长处，并适宜地予以肯定和赞美，常常会收到意想不到的效果，一个相当敌对的患者可能会因为护士几句诚恳赞扬的话而使气氛完全缓和。

4. 掌握交谈技巧

（1）开场技巧　开场技巧的运用直接关系到患者对护理人员的第一印象，而这种第一印象又将影响护患关系及护患沟通的结果。在具体的实施中，首先，护理人员应有礼貌地称呼对方，介绍自己；其次，应向患者说明本次交谈的目的和大致需要的时间，告诉患者交谈中收集资料的目的是为了制定护理计划。另外，要想很自然地开始交谈，常可采取下列方式：问候式（如"您今天感觉怎样？"）、关心式（"这两天来冷空气了，添点衣服，别着凉了。"）、夸赞式（"你今天气色真不错。"）。这些开场白的技巧既可以使患者感受到护理人员的关心爱护，又可使患者自然放松，消除紧张戒备的心理，以便能自然地转入主题。

（2）提问技巧　提问是交谈的基本工具，善于提问是护士沟通能力的体现。提问可有开放式和封闭式两种。

① 开放式提问：通常使用的疑问词有"什么"、"如何"、"为什么"、"能不能"、"愿不愿意"等。其中用"什么"提问，可使护士获得一般的事实、资料；用"如何"提问，可以牵涉到某一件事的过程、次序或情绪性的事物；用"为什么"提问，能引出对原因的探讨；用"能不能"、"愿不愿意"提问，能促进患者自我剖析。开放式提问可使护士获得有关患者的较多信息，但需要较长的交谈时间。

② 封闭式提问：通常使用的疑问词有"是不是"、"对不对"、"要不要"、"有没有"等词，患者用"是"或"否"作答。封闭式提问常用来收集资料并条理化，澄清事实，获取重点，缩小讨论范围，但话题容易局限，护士难以得到提问范围以外的其他信息。过多使用封闭式提问会使患者陷入被动回答中，其自我表达的愿望和积极性就会受压制。因此，要和开放式提问结合起来使用效果更好。

（3）倾听的技巧　积极有效的倾听是沟通技巧的核心部分。护士要使自己成为有效的倾听者，首先在倾听过程中应全神贯注。一般在患者讲述病情时，不要随便打断患者讲话，表示你已经理解了患者的意思以鼓励其继续说下去。其次，是核实患者的意见，将理解的意思或了解的内容复述，让对方核实，对一些未理解的部分采用澄清方式予以核实。如："您的意思是……"最后，用简单易懂的语言将患者所讲述的内容重复一遍作为小结。

（4）沉默的技巧　沉默也是沟通的一种技巧，运用得当可起到很有价值的作用。在患者焦虑时，护士可告诉患者："您不想说，可以不说，我可以陪您待一会儿。"这样可以使患者感到舒适和温暖，患者在沉默中体验到护士正在替她分担忧愁，感到护士与她的情感正在相互交融；在患者感到孤独、悲伤时，与其默默地坐一会儿，能够提供支持力量，鼓舞其信心；在患者烦躁、情绪激动时，恰当的沉默能使其冷静下来。但有些初参加工作的护士，因害羞不习惯与患者沟通，只是无声地工作着，患者很难听到她的声音。显然，这种沉默不利于护理工作的开展，是不能提倡的。

（二）非语言沟通技巧与训练

非语言沟通在护患交往的时间过程中具有特别重要的意义，护士任何一个随意的举手投足都在传递沟通的信息。为融洽护患关系，护士尤其要注意加强非语言沟通的技巧。

1. 注重仪表修饰

护士的仪表服饰能引发患者的心理活动，对患者的治疗、康复也会起一定作用。护士保持着装整洁、仪表端庄，可使患者产生安全感、信任感；反之，如果一个护士上班时衣冠不整、邋邋遢遢，可能导致患者对她失去信任。因此，护士的仪表修饰，除了应遵守一般的着装规则外，还要体现出护士职业特有的要求。护士仪表修饰的总体原则是"整齐清洁、简约端庄"，衣、帽、鞋、袜等的穿戴都要给患者以端正、庄重、高雅的感觉。

2. 注重表情和体态

在人际交往中，无论一颦一笑、举手投足、站立坐行都会在一定程度上透露人的内心活动、情绪状态、健康状况、自我概念，表情和体态相当于无声的声音，是对有声语言沟通的必要补充，有时也会产生特定的效果。

表情是护患非语言沟通中使用最为广泛的一种形式。护士亲切自然的表情，得体的姿势，会给患者留下良好印象，并使患者对护士的护理活动产生信心。相反，护士表情冷漠、体态不雅，会增大护患间的感情距离，并使患者对护士工作的正确性和责任感产生怀疑。在护理工作中，护士不仅要善于从患者的面部表情收集信息，还要意识到自己面部表情的重要性，注意控制那些容易引起误解或影响护患关系的面部表情，如皱眉、撇嘴角等。因为患者时常会很注意观察护士的表情，并将它与自己的病情或需要联系起来。如患者问："我得了什么病？是不是活不了几天了？"这时，即使护士最轻微的面部表情变化，也会给患者带来很大的影响。

在护患沟通中，最常用、最有效的表情是微笑。护士的微笑能消除患者的陌生感，缩短护患间的心理距离。患者焦虑时，护士的微笑本身就是"安慰剂"；患者恐惧时，护士从容镇定的笑脸能给患者以安全感。微笑是世界通用的语言，是护患沟通的法宝，做好微笑服务要注意：经常面带微笑，应该适度微笑。

体态体现在人的举手投足中，优雅的体态是一个人健康、有教养和充满自信的表达。护士工作时体态是否得体，可以反映其职业修养和护理效应。当患者侧卧不言语时，护士主动靠近患者站立，身体微微前倾，耐心询问，可以给患者体恤、安慰的感受。护士应加强形体语言沟通技巧的培训，对护士体态的基本要求是"秀雅合适、端庄稳重、自然得体、优美大方。"站立坐行都应体现护士的职业素养，使患者感到亲切、可信、放心。

3. 注重目光接触

目光接触是非语言沟通的主要信息通道，既可表达和传递情感，也可从目光中显示某些个性心理特征，并能影响他人的行为。在护患沟通中，护士与患者保持目光接触，表示尊重对方，并愿意去听对方的讲述；缺乏目光接触则表示焦虑、厌倦、轻视。如患者或家属前来询问某事，护士口头上应着，但没有看他一眼，只顾忙自己的事，就会给人一种冷漠、怠慢的感觉。护士与患者的目光接触，还可产生许多积极的效应，护士温和的目光可使新入院的患者消除顾虑，亲切的目光可使孤独的患者得到亲人般的温暖，镇定的目光可以给恐慌的患者带去安全感，鼓励的目光可以给沮丧的患者以自信，而安详的目光可使濒死的患者放松对死亡的戒备等。

护士的目光运用应注意避免以下几种情况：从头到脚看患者，表示审查对方；面无悦色地斜视患者，表示鄙视患者；倾听患者讲话时，四处张望，表示心不在焉，不尊重患者等。

4. 体表接触

体表接触是非语言沟通的特殊形式，包括抚摸、握手、依偎、搀扶、拥抱等。体表接触所传递的信息，往往是其他沟通形式所不能取代的。必要的体表接触是护患交往的积极有效方式，是心理支持的重要方法，通过体表接触可以表达关心、理解、体贴、安慰，有助于建立良好的护患关系。如用手轻触高热患者的额头、经常给卧床患者按摩擦浴等都会使患者感到愉快舒适，体会到护士的一片爱心；在儿科病房，必要的抚摸、拥抱、轻拍可使烦躁、啼哭的婴幼儿安静下来。

体表接触加强了人与人之间的感情，给予服务对象心理上的安慰和精神上的支持，表达了关心和同情的职业情感，是一种无声的抚慰，有时这种体表接触会起到比语言更大的作用。

当然，需要注意的是，体表接触可以产生正效应，也可产生负效应。影响体表接触的因素有性别、社会文化背景、触摸形式及双方关系等，若使用不当，反而引起不良作用。

5. 注重护患沟通距离

距离因素与沟通关系密切，因此，在沟通交流时要注意运用合适的距离。美国心理学家爱德华·霍尔（E. T. Hall）将人际沟通的距离分为 4 种：①亲密距离，为 0.5m 以内。②个人距离，为 0.5～1.2m。③社交距离，为 1.3～4m。④公众距离，大于 4m。

护士应根据患者的性别、年龄、病情等，因人而异选择沟通距离。某些护理操作必须进入亲密距离方能进行，如护理查体、口腔护理、皮肤护理等，此时应向患者解释或说明，使患者有思想准备并配合，避免患者产生紧张不安或不适感。

护患交流、收集资料、采集病史或向患者解释某项操作时，应采用个人距离方式，以表示护士对患者的关切、爱护，也便于患者能听清楚护士的嘱咐，同时也使护患双方都感到自然舒适。在查房中站着与患者对话，或与其他医护人员一起讨论病案、交接班时，常用社交距离。对老年患者和儿童，沟通距离可近些，以示尊敬或亲密；与年轻异性患者的沟通距离不宜太近，以免产生误会等。

（三）特殊情况下的沟通技巧

1. 与特殊病程患者的沟通

（1）急性病患者　由于发病急、病情重，需要紧急抢救，容易产生恐惧、悲哀、失助、绝望等消极情绪。护士应与急性病患者有效沟通；热情接诊，使患者感到在危难之时遇到了救命亲人。

（2）慢性病患者　患者情绪变化不定，有时人格会发生一些改变，情感脆弱、谨小慎微、被动依赖、以自我为中心等。护士与这类患者沟通，需紧紧围绕慢性病病程长、见效慢、易反复等特点。慢性病患者多出现疼痛、发热、呼吸困难等症状，易引起不良情绪，护士应亲切安慰，并及时妥善处理，安慰鼓励，使之不断振奋精神，顽强与疾病作斗争。

2. 与特殊病情患者的沟通

（1）传染病患者　患者自己遭受疾病折磨，并感到自己成了对周围人造成威胁的传染源，而产生自卑、孤独、敏感、猜疑等心理。护士要了解传染病患者的心理活动特点及情绪变化，并给予同情和理解。解释暂时隔离的意义，耐心指导他们如何适应暂时被隔离的生活，用言行使患者感到温暖、可信、可亲，成为患者精神上的依靠。

（2）精神病患者　患者呈现较多的人际关系冲突及心理问题，如对家人和同事的不满、怨恨，负向自我概念等。护士沟通技巧是：以观察和开放式沟通技巧为主，给患者诉说病情和心情的机会；选择彼此都感兴趣的话题；意见不同时不要与之争论，接纳和确认患者感受，做一个安静耐心的倾听者，适时给予恰当劝慰等。

3. 与特殊情绪患者的沟通

（1）愤怒的患者　护士沟通时应该保持耐心和镇定，视其愤怒为一种正常反应，尽量让患者表达和发泄愤怒或不满；动之以情，晓之以理，尽最大能力地与他们沟通，缓解他们心理上的压力，稳定他们的情绪，使其身心尽快恢复平衡。

（2）悲哀的患者　当患者患了绝症或遇到较大的心理打击时，会产生失落、沮丧、悲哀等情绪。护士可以鼓励患者及时表达自己的悲哀，允许患者独处，还可应用鼓励、发泄、倾听、沉默等技巧表示对患者的理解、关心和支持，多陪伴患者，使其尽快摆脱悲哀，恢复平静。

4. 与特殊障碍患者的沟通

（1）失语患者　患者无法或不便与他人进行交流，他们常烦躁不安、悲观易怒，甚至伤人毁物等。护士用手势法、实物图及文字书写进行交流。

（2）知觉障碍患者　患者特点是有听力或视力等感知觉障碍，易出现沟通困难。护士沟通注意用非语言沟通技巧，如面部表情、手势或书面语言、图片等与患者沟通。

第三节　护患冲突

护患冲突是护理人员与患者间发生的人际冲突。人际冲突主要指两个或两个以上个体之间、个体与群体之间或群体之间，在目标、观念、行为期望和直觉不一致时存在的互不相容、排斥的紧张状态。

护患冲突是护患交往过程的产物，也是影响护患关系健康发展的一种客观状态，是护患关系的组成部分。要建立和发展良好的护患关系，必须处理好护患冲突。只有主动、积极地化解而不是否认、回避护患冲突，护患关系才能进入良性循环。

一、常见的护患冲突

诸多护患冲突，都可归结于患者"需要与满足"的冲突，最常见有以下几类。

（1）期望与现实的冲突　"白衣天使"的称誉在社会上广泛流传，许多患者往往以此产生对护士职业素质的较高期望值。有患者不知不觉地形成护士群体形象的较完美社会知觉主观"定势"，并以此衡量其现实中面对的每个护士个体，用较高标准要求客观上难以理想化的护士个体。当有些患者认为个别护士的职业行为与其过高期望值距离较大时，就会产生不满、抱怨等，并出现程度不同的护患冲突。有人表现为对护患关系冷漠；有人对个别护士采取不合作态度；有人还可能出现较冲动甚至过激的言行指向。与此同时，若有个别护士不了解患者的过度期望或不会适度引导，或完全不寻找自身存在的引发护患冲突的原因，甚至显现完全对立的情绪，认定患者过于苛求、挑剔等，可能导致更明显的护患冲突。

（2）休闲与忙碌的冲突　护士为患者实施护理，整天面对大量繁琐、庞杂的事物，常常是几个护士除负责几十名患者的常规护理事物，还需随时应对突发性的特别事务。患者则相对处于专心治病养身、看似"休闲"的状态，然而疾病给患者造成的较大压力不可能使其真正清闲，有患者几乎把全部注意力都集中于自身疾病，常对外界许多事物视而不见。有时表现为急于解除自身病痛，对他人处境无暇顾及等。当个别患者的急需和护士的工作安排发生冲突时，一方面患者会因其请求未得到及时解决对护士产生不满，指责护士不尽责；另一方面个别护士也可能因疲惫、忙碌状态对患者失去耐心，抱怨患者不体谅。此时是否导致进一步的护患冲突，关键在护士。

（3）伤残与健康的冲突　患者与护士的交往时，对自身丧失健康的自卑、沮丧与羡慕、嫉妒他人健全体魄的这对矛盾常可引起其内心激烈冲突，特别是躯体严重伤残的患者，更易在与其形成较鲜明对照、身手敏捷的护士面前自惭形秽，个别患者甚至难以自控地把伤残的恼怒迁移至与其交往最频繁的护士。如当某患者陷入病痛不能自拔时，情绪最为冲动，对护士的善意劝说、耐心解释等充耳不闻，反而产生逆反心理，包括拒绝护理计划等。此时，护士若不能识别患者的激情状态而强行实施护理计划，则可能出现双方互不相让的紧张气氛，甚至引发较激烈的护患冲突。

（4）外行与内行的冲突　此类冲突，多由患者关切自身疾病的转归所引起。患者的强烈康复愿望趋使其欲全面了解疾病诊治、护理过程的每个细节，凡与其相关的治疗、护理方案都亲自过问，对诊治新技术更是充满好奇和疑惑，常纠缠护士，凡事"打破沙锅问到底"。患者一方对疾病知识了解不多，所提问题常是护士眼中较零碎、简单、无关紧要的"枝节"问题；护士一方则因长此以往、司空见惯而习以为常，有时不能设身处地体谅患者渴望康复的急切心情，对患者的反复提问缺乏耐心，或懒于解释或简单敷衍等。这也是引发护患冲突的常见原因。

（5）依赖与独立的冲突　此类冲突在患者的疾病恢复期发生较多。患者经过较长病程，已逐步适应患者的角色行为，有的则形成疾病角色习惯化，对医护人员的依赖显著增强，有患者甚至在躯体已达到较完全康复的同时构成回归社会角色的心理障碍。此期，护士需积极行使帮助患者重建自信、增强独立意识、提高社会适应性的重要职责，促使患者获得心理、躯体同步康复的最适宜身心状态。解决依赖与独立的矛盾，最主要在护士的较大耐心和正确引导，若护士不能就此与患者充分沟通，其良苦用心不仅难被患者接受，反而可能引起患者误解、导致护患冲突。

（6）偏见与价值的冲突　来自社会各层次的患者，对护士职业价值的认同总是受其自身社会、心理、文化等因素影响。有些患者很少与护士交往，只根据道听途说片面地认识护士，甚至把对护士职业的社会偏见带入护患交往，话语中常流露对护士职业的曲解。而部分护士长期受职业价值困惑，对他人对护士职业的消极评价特别敏锐、反感，很容易就此与他人当面发生争执，导致护患冲突。

（7）制度与己欲的冲突　医院为更有序地保障患者的诊疗秩序，制定了各种管理制度，但服务于患者的制度却难免与患者的个人愿望相冲突，如医院的探视、陪护制度，常与某些患者及家人的意愿相抵触。护士作为医院管理制度的主要执行人，常成为患者不满的焦点。此时，当值护士易感到两头受压的苦恼，一面是患者及家属的不满，另一面是管理者的要求，情绪易激惹，可导致冲突的发生。

二、护患冲突的处理原则

（1）公正原则　处理护患冲突时，要求护士面对不同种族、肤色、年龄、职业、社会地位、经济状况、文化水平的人，根据公平理论都要一视同仁，平等相待，公正合理分配医疗资源。

（2）理性原则　理性的原则要求护士无论处在什么样的情景下，都要保持理智，克制自己的情绪，灵活地处理问题。冲突时要避免争吵，忌讳使用质问式语气。解决冲突时要讨论、协商、静谈。

（3）尊重原则　护患关系是一种帮助关系，在整体护理模式下更应强调服务意识，充分地满足患者的心理需要。护理服务对象在医院这个特定的环境中，往往以弱者自居，常常具有脆弱的自尊心，他们很容易受到伤害。因此，对待他们的观点和意见必须表示尊重，避免直接指责和使用批评性的评价。

■ 思 考 题

1. 何谓护患关系？有哪些特征？
2. 简述护患关系的行为模式。
3. 影响护患沟通的因素有哪些？
4. 常见的护患冲突有哪些类型？
5. 详述护患关系中护士的沟通技巧。

（顾红霞）

第七章

临床常用心理护理技能

第一节　心理护理概述

【引导案例】 ▶▶

　　小林，女性，21 岁，无正式职业，由朋友送入医院。朋友说："2 个小时前在一起吃饭，饭后各自回家，后接到电话，赶到她居住处，见她表情淡漠，桌上有一空瓶（氯硝西泮），就急忙送到医院。"查体：患者生命体征均在正常范围，神志清楚，呼吸急促，双眼水肿，表情激动，大声叫："让我死，我不想活了，×××我恨死你了！"初步诊断：药物中毒。

【案例分析】 ▶▶

　　此案例中患者由于中毒所造成的生命威胁以及心理上打击可能会使患者感到无助和无望，此时患者在行为和语言上可能表现为回避、明显的畏缩，与别人在情感上保持距离，感到不安，感情脆弱，心理上容易受到伤害。护理人员在掌握全面情况的基础上进行综合分析，随时掌握患者的心理变化情况，并根据他们各自不同的职业、心理反应、社会文化背景，测知他们将要或者可能出现的心理变化和心理规律，从而制定出切实有效的预防措施和心理护理方案。

一、心理护理的概念

　　心理护理（mental nursing）是指在护理活动过程中，护士以心理学的理论和技术为指导，以良好的人际关系为基础，积极影响和改变患者不健康的心理状态和行为，促进其疾病康复或向健康发展的手段和方法。

　　心理护理的对象既包括患者也包括有潜在心理问题的健康人。因此，在心理护理的过程中为患者提供适宜的物质环境、创造一个有利于患者康复的心理氛围，是作好心理护理的前提条件。了解和分析患者的不同需要，采取措施满足患者合理需要，是心理护理要达到的首要目标。调动患者的主观能动性，战胜疾病并提高患者的整体适应能力，是心理护理的最终目标。

二、心理护理与整体护理

　　随着现代医学模式的转变和以人的健康为中心的整体护理观的确立，心理护理已成为整体护理的核心内容。心理护理与其他护理方法融会贯通于整体护理的全过程。掌握患者心理活动规律，满足患者的心理需要，有效实施心理护理，是护士的重要工作。

三、心理护理的原则

（1）交往原则　心理护理是在护士与患者交往过程中完成的，通过交往可以交流感情、协调关系、满足需要、沟通思想，有利于护理人员为患者提供更好的技术服务与生活服务。

（2）启迪原则　护士给患者进行心理护理，必须不断地用医学知识、心理学知识向患者宣传解释，给患者以启迪，从而消除患者对疾病的错误观念、错误认识，使患者对待疾病、治疗的态度由被动变为主动。

（3）针对性的原则　此原则就是个体化原则。护理的对象因年龄、性别、职业、心理特征、文化和病情的不同，其心理反应也有千差万别，在心理护理中做到"因人因地而宜，因事因情而异"，消除患者的不良情绪。

（4）自护原则　良好的自我护理被认为是心理健康的表现，坚持自护和争取自理权的患者，比那些由护士代劳的患者疾病恢复要快得多。

（5）保密原则　由于心理护理过程经常涉及患者的有关隐私问题，如性病、生理缺陷等。因此，必须尊重护理对象的隐私权，对其隐私要保密。

（6）尊重原则　患者不论性别、年龄、职业、文化程度、经济水平、社会地位与容貌美丑，在人格上是一律平等的，护理人员在与其交谈时要一视同仁、语气温和、诚恳而有礼貌，使患者受到尊重。

四、心理护理的程序

系统化整体护理在 1994 年引进我国，它以整体医学观为指导，以患者为中心，以护理程序为框架，将护理临床业务与护理管理的各环节系统化，突出了护理工作的科学性、系统性、整体性。心理护理是整体化护理的一个重要组成部分，它兼顾患者身心的各个方面，遵循心理学"问题—解决"的过程。因此，心理护理程序一般分为五个步骤：护理评估、护理诊断、护理计划、护理实施和评价（图 7-1）。

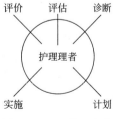

图 7-1　心理护理程序

【评估(资料收集)】

资料收集指收集有关患者心理活动的信息。

【资料来源】

① 患者本人（通过观察、交谈、测验等方法）；

② 患者的家属、亲友及同事（通过座谈家访等）；

③ 其他医务人员（通过会诊、交班等）；

④ 有关记录文件（如病历、报纸登载的有关情况）。

【资料内容】

① 心理现状；

② 个性特点；

③ 引起心理变化的社会因素和躯体因素。

④ 对自身心理现状的认识；

⑤ 家族史和个人生活史；

⑥ 治疗史。

【资料分析与诊断】

1. 资料分析

① 以被护理者的个性为基点，分析目前心理与以往有何不同；

② 以正常人为基点分析患者心理有何不同；

③ 上述不同或变化的原因是什么；

④ 目前心理现状的核心症状和原发症状是什么，继发症状又是什么，两类症状呈何关系；

⑤ 心理与躯体症状呈何关系；

⑥ 心理护理的成功和失败是什么；

⑦ 心理问题演变的趋势是什么；

⑧ 还缺少哪些资料。

2. 心理诊断

护理诊断是在评估的基础上，对患者存在或潜在的心理、社会问题所做的临床判断，是护理干预的依据。护理诊断不是医疗诊断，护理诊断实际上是叙述由于疾病状况对患者日常生活的影响和行为反应。医疗诊断用医疗手段处理，而护理诊断则用护理手段解决。目前我国主要参照"北美护理诊断协会"在 1995 年提出的护理诊断分类中有关心理问题的护理诊断。

心理诊断是依据资料分析的结果，对心理问题定性、定量的过程。

（1）定性　　即判断有什么心理问题。

（2）定量　　即对心理问题的严重程度判断出轻重缓急来。

【制定心理护理计划】

① 以心理问题为依据，制定出使患者尽快恢复身心健康的计划。

② 把心理问题按轻重缓急排出顺序。

③ 提出针对性的心理护理方法和目标。

④ 预计实现目标的可能性有多大，并估计可能出现的意外和制定针对意外的应急措施。

【实施心理护理】

对列出的一系列心理问题通过各种护理活动予以解决。例如，有位新入院患"甲状腺肿块"的患者，沉默寡言，情绪低落，头痛，睡眠不好，检查时发现患者心率较快，肌肉紧张度增高。经向家属了解，该患者担心自己患甲状腺癌而焦虑不安，可诊断为"有焦虑情绪"。

解决办法是通过与患者交谈及卫生宣教，消除其疑虑，使其对自己的疾病有正确的认识和态度，以良好的心境配合治疗和护理。

【评估】

（1）评估的目的　即了解被护理者经过一系列有计划、有实施的心理护理后，患者所得到的效果。如诊断是否正确，计划是否恰当，实施是否实现了预想的目标。

（2）评估的内容　①根据计划目标，确定评估标准。②把实际护理结果与标准对照比较。③确认评估的意义。④总结评估的结果，并分析导致这种结果的原因。评估的结果可总结为心理问题全部解决的比例，部分解决的比例，未解决的比例，问题加重了的比例和新出现问题的比例。

心理护理程序举例如下。

```
┌─────────────────────────────────────┐
│ 一、资料收集                         │
│ 王×，女，35岁，演员，双侧卵巢囊肿需行双侧卵巢大部切除术 │
│ 个性特点：紧张恐惧型                 │
│ 心理现状：情绪低落、自卑、厌世       │
└─────────────────────────────────────┘
```

```
┌─────────────────────────────────────┐
│ 二、资料分析与诊断                   │
│ ①角色行为冲突：由演员成为病人，不安心住院 │
│ ②恐惧：怕手术，怕疼痛，怕术中意外    │
│ ③焦虑不安：顾虑术后女性特征改变      │
│ ④失眠：耽心术后不能再上舞台          │
│ ⑤术后出现停经，低雌激素水平，卵巢大部切除之故 │
└─────────────────────────────────────┘
```

```
┌─────────────────────────────────────┐
│ 三、心理护理计划                     │
│ (1)目标　①1周内帮助患者减轻紧张焦虑恐惧心理。消除杂念， │
│ 达到术前最佳心态。②术后3天消除疼痛、肠胀气。③3个月内 │
│ 恢复雌激素水平。④5个月后力争上舞台  │
│ (2)方案　①排除干扰,稳定情绪,帮助患者进入患者角色。②介绍 │
│ 有关妇科疾病知识,消除对术后女性特征改变的顾虑。③调节月经 │
│ 及内分泌功能。④有效处置疼痛、肠胀气等 │
└─────────────────────────────────────┘
```

```
┌─────────────────────────────────────┐
│ 四、实施心理护理                     │
│ ①争取家庭、社会的理解和关怀          │
│ ②讲解术后的优点及可能出现的问题，并请同类术后患者现身说 │
│ 法，消除了阉割心理和自卑感           │
│ ③精神疏导、中成药调理内分泌功能      │
│ ④舒适体位，分散患者对疼痛注意力，应用止痛剂 │
│ ⑤病情许可术后及时下床活动，防止术后肠胀气、肠粘连 │
└─────────────────────────────────────┘
```

```
┌─────────────────────────────────────┐
│ 五、评估                             │
│ (1)近期目标完全达到　①术前5天患者精神处于最佳状态，进入 │
│ 患者角色；②术后3天消除疼痛、肠胀气   │
│ (2)远期目标基本达到　①3个月后月经基本正常，雌激素水平 │
│ 接近正常值；②术后半年重返舞台        │
└─────────────────────────────────────┘
```

第二节　心理评估

【引导案例】▶▶

某男，27岁，研究生学历，某公司部门经理，未婚，经济状况良好。

来访者自述：从小性格较内向，不爱说话，生活在很传统的家庭，父母是中学教师，感情融洽，但对他管教很严厉，从小要求他做一个懂事规矩的孩子，做任何事情都要做得最好，养成了做事情按部就班、追求完美的习惯，遇到做不好的事情，都要重新去做，直到做好为止。兴趣爱好较少，很少与同伴玩耍、做游戏，只是一心学习。从小学到大学，学习成绩很优秀，一直名列前茅，偶然一次考试不好，就非常难过，担心对不起父母。因此，在别人眼中，他是一个非常优秀的孩子，几乎挑不出什么缺点，令人羡慕。高中毕业后，以优异的成绩考入某名牌大学，前两年学习生活如常，在大三时开始出现反复洗手，有时甚至洗十几遍，考试时总是要反复检查试卷上是否写上姓名，甚至交卷后还要去找老师核对姓名，自己知道没有必要，却控制不住，只有做了才感到轻松。

心理咨询师了解的情况：求助者自幼身体健康，未患过严重疾病。少年时期曾经发生过这样的事情，有一次因为没有洗手就拿起筷子吃饭，被母亲严厉训斥并告诫他，手上有成千上万的病菌，不洗手就会得病，并在母亲的监督下，把手洗干净才被允许吃饭。从那以后，养成了爱干净的习惯，认为若不卫生就会染病。这件事对他的生活未有多大影响。求助者上大学三年级的时候，同寝室的一位同学被查出患了肝炎，因为这件事情就联想到母亲训斥的话，感到很紧张，担心自己会不会被传染，自此以后就开始反复洗手，有时要洗十几遍，自己也明白没有必要，但是就是控制不了。为此，耽误了很多时间，学习受到了一定程度的影响，即使这样，成绩依然不错，毕业时被推荐免试攻读硕士研究生。期间，反复洗手次数较前频繁，但仍然勉强读完学业。毕业后到一家大型公司任职，尚能胜任工作，由于表现好，两年后被提拔为部门经理，至今已一年。近一年来，除前述症状加重外，还出现反复检查门窗是否关好，担心做事情没有做好而反复检查，因怕别人知道而尽量减少与人接触，严重地影响了工作和生活，睡眠很差，做梦多，注意力不集中，记忆力下降，急躁，爱发脾气，工作经常出差错，领导和同事很有意见，为此感到焦虑不安，内心非常苦恼。

【案例分析】▶▶

根据来访者的自述及心理咨询师了解的情况我们可以推断来访者可能的诊断是强迫症，要想确定这一诊断，我们可以选择合适的量表对其进行心理测验。根据测验的结果，结合来访者的情况，制定合理的治疗措施，可以采用精神分析（分析其强迫行为的潜意识根源），也可以进行认知治疗，或者采用森田疗法进行治疗等，这些内容就是我们下面要给大家介绍的。学习完本章内容后，请你分析案例，为来访者选择合适的心理测验工具，并制订治疗计划。

心理评估（psychological assessment）是指运用观察、访谈、心理测验等多种方法对个体某一心理现象作出全面、系统和深入的客观描述。在医学心理学中有时会用到心理诊断（psychological diagnosis）这一概念。心理诊断是对有心理问题或心理障碍的人作出心理方面的判定和鉴别。可见，"心理评估"的范畴比"心理诊断"更广，测量评价不同年龄阶段个体的情绪状态、智力水平、人格倾向以及评价各种偏离常态的行为都是心理评估的范畴。

　　心理评估的用途很广，在不同的领域（心理学、医学、人力资源、教育学、军事司法等）根据使用者的目的不同会有不同的用途。当心理评估技术为临床诊断提供依据，作为研究或了解患者或来访者的心理状况，称之为临床心理评估（clinical psychological assessment）。

一、心理评估的方法

　　心理评估的常用方法包括观察法、访谈法、个案研究和心理测验法。其中观察法、访谈法、个案研究多为定性评估，心理测验法一般属于定量评估。

　　1. 观察法（observation method）

　　这是心理学研究中最基本的方法，也是心理评估的基本方法之一。这是指通过感觉器官或借助一定的仪器，有目的、有计划地观察被观察者的外显行为表现，进而研究、了解个体心理现象和活动规律的一种方法。

　　观察法有以下几种分类方式。

　　① 实验观察和非实验观察　实验观察是在人为设置的特定情境中进行观察，观察环境及有关因素实施人为控制。非实验观察是在自然情境中进行观察，无法进行控制。

　　② 结构性观察和无结构观察　结构性观察研究者预先设计观察指标，无结构观察研究者不预先设计观察指标，也不专门探究某一行为，而是观察和记录研究对象及其周围所发生的一切事件。

　　③ 参与观察和非参与观察　参与观察是指研究者参加到被研究对象的活动之中进行观察。这种观察可采取两种形式，一种是隐蔽观察，即研究者不暴露自己的观察身份，参加各种活动；另一种是非隐蔽观察，即研究者不隐瞒自己的身份，参加各种活动。非参与观察是指研究者不介入被研究者的活动中，通过观察收集所需要的资料。

　　观察的结果需要经过科学而准确的描述加以量化，才能够作为心理评估的依据。因此，在进行观察时，应注意以下问题。

　　① 观察者的素质　首先，观察者应具备一定社会学知识，有助于其了解观察行为的意义；其次，要具备牢固的专业知识，了解一些特殊行为的心理学意义；最后，观察者还要有丰富的人际交往经验。

　　② 定义观察行为　首先应根据研究目的确定观察的目标行为，对每种准备观察的行为应给予明确的定义，以便准确地观察和记录。如观察攻击行为，就要明确被观察者的哪些行为是攻击行为。

　　③ 确定观察时间　根据观察行为出现的时间特点，确定观察期、观察次数、间隔时间和观察持续时间。一般直接观察的时间为10～30min，否则观察者会过于疲劳，影响观察效果。若采用间接手段（摄像、录像设备等），观察则可持续进行。如果观察期为多日，则每天观察的时间和次数应保持一致。

　　④ 资料记录　根据不同的观察方法采用合适的记录方式。结构性观察按照规定的程序

和方式进行记录即可；无结构观察常采用描述性记录方法，不仅要记录观察行为的表现、频率，还要推断行为的心理学意义。

观察法如果严格控制各种要素，可以收集到观察对象一些真实资料。但由于其表面性和偶然性，观察的结果非常容易受到干扰，因此需将观察法与其他方法结合使用，进行综合评估。

2. 访谈法（interview method）

本法又称晤谈法、会谈法，是通过评估者与被评估者交谈，收集来访者心理特征与行为资料的研究方法。

根据对访谈的控制程度，访谈法可分为三种方式：标准化访谈、非标准化访谈和半标准化访谈。

① 标准化访谈　亦称结构式访谈。根据特定的目的，以固定的程序和结构，按照同样的措辞和顺序向每一位被评估者询问同样的问题的一种访谈方式。其优点是目的明确、精练切题、省时高效。但过于程序化、难以深入分析信息，不易取得来访者的积极配合。

② 非标准化访谈　亦称无结构式访谈。没有固定的程序和结构，而是以自由交谈的方式进行，交谈目的隐蔽。其优点是交谈轻松灵活，容易取得被评估者的积极配合，缺点是费时较多，难以控制谈话过程。

③ 半标准化访谈　亦称半结构式访谈。它是介于标准化访谈和非标准化访谈之间的一种访谈方式。既有固定的问题提纲，又有对某些重要问题的追问性问题。半标准化访谈如果运用得当，则可以充分发挥上述两种方式的优点，克服其缺点和不足。

访谈法需要与被评估者在协调的合作关系的基础上，获得被评估者的信息，为了要达到这一目的，访谈时应注意如下问题。

① 倾听　不仅要听被评估者说了什么，还要观察其非语言动作，如姿势、表情和声音，以察觉其未暴露的信息。

② 提问　应多采用开放性问题，少使用封闭性问题，以获得更多、更丰富的信息。常用的提问类型见表7-1。

表 7-1　常用的提问类型

提问类型	要点	举例
开放性提问	在一定范围内由被评估者自由回答	"您有什么问题需要解决"？
促进性提问	鼓励来访者将访谈引向深入	"您能详细地说明一下当时的情况吗？"
阐明问题的提问	向被评估者解释相关问题	"我觉得您可以这样想问题……"
对质的提问	询问不一致问题	"我是不是可以这样理解您的话……"

③ 用词　要使用被评估易于理解的语言，避免使用模棱两可和专业术语。在称谓上，要使用尊称。

④ 记录　记录时应尽量使用被评估者的语言和说话的方式，不要将评估者的个人看法加到资料中，以免影响资料的客观性。如果需要录音、录像，需征得来访者的同意。

访谈法是了解被评估者最直接的方法，可获得被评估者的大量信息。不足之处是，评估者的态度、访谈技巧等因素会对访谈结果产生很大影响。

3. 个案研究（case study）

这是指通过收集被评估者有关的个案资料，进行综合分析，深入研究被评估者的心理异常表现及可能原因，从而对其做出心理评估和诊断。

个案法需要广泛收集被评估者的资料，资料来源主要有三种渠道：一是当事人本人提供，包括对咨询问题的讲解、内心感受的倾诉等；二是其他相关人员提供，如来访者的亲属、朋友、同学、同事等；三是来访者的其他信息资料，包括个人日记、书信、物品及其他作品等。

个案研究可以对研究对象做深入的质的研究，彻底把握对象的全貌，并且具有抽样方法无法做到的社会实在性。其缺点是研究资料往往缺乏代表性，不能通过对个案的分析去推论和预测总体。

4. 心理测验（psychological test）

这是指在标准的情境下，对个人行为样本进行客观分析和描述的一类方法。心理测验要想得到准确、真实、可靠的信息，需要使用标准化的心理测验工具。标准化心理测验需要通过一套标准程序建立测验内容，制定评分标准，固定实施方法，而且具备主要的心理测量学技术指标，并达到了国际上公认的水平，才能称为标准化测验。标准化测验主要技术指标如下。

（1）常模（norm）　是指某种心理测验在某一人群中测查结果的标准量数，也就是提供一个可比较的标准。某个人在某项测验的结果只有与这一标准比较，才能确定测验结果的实际意义。而这一结果是否正确，在很大程度上取决于常模样本的代表性。

为了保证常模样本的代表性，取样时需考虑影响该测验结果的主要因素，如样本的年龄范围、性别、地区、民族、教育程度、职业等，再根据人口资料中这些因素的构成比例情况，采用随机抽样方法来获得常模样本。如果样本代表全国的，即制定全国常模，代表某一地区的则制定区域性常模。在使用心理测验时，必须考虑被试者情况与该测验常模样本背景资料的符合程度。

（2）信度（reliability）　是指测验结果的可靠性和一致性程度。即用同一测量工具反复测量某人的同一种心理特征，多次测量结果之间的一致性程度。信度可分为重测信度、分半信度、复本信度、同质性信度以及评分者信度。

① 分半信度是指将一套测验的各项目按难度排序，再按项目的奇数、偶数序号分成两半，这两半项目所测结果之间的一致性。

② 复本信度有的测验同时编制了平行的正副本，同一组被试者的两套测验结果之间的一致性。

③ 重测信度是指用同一套测验对同一组被试者在不同时间施测两次，所得结果的一致性。

④ 同质性信度是指测验内部所有题目所测结果之间的一致性。

⑤ 评分者信度是指多个评分者给同一批被试的答卷进行评分，所测结果的一致性程度。

编制心理测验，除了要建立常模外，还必须进行信度检验。信度检验结果用信度系数表示，其数值在$-1 \sim +1$。绝对值越接近1.0，表明信度越高，测验结果越可靠；绝对值越接近0，表明信度越低，测验结果越不可靠。通常，能力测验的信度要求达到0.80以上，人格测验的信度要求达到0.70以上。

（3）效度（validity）　指测验结果的有效性，即一个测验实际测出的所要测量的心理特征的正确程度。如一个智力测验，若测验结果表明的确测得了且测准了被试者的智力水平，那么这个测验的效度就好，反之则不好。根据估计效度的方法不同，效度可分为内容效度、效标效度和结构效度三类。

①内容效度：是指一个测验实际测到的内容与所要测量的内容之间的吻合程度。

②效标效度：是指一个测验对处于特定情境中的个体的行为进行估计的有效性。其关键之处是合理地选择效标。例如，智力测验常选用学业成绩作为效标，临床评定量表常选用临床诊断作为效标等。

③结构效度：是指一个测验实际测到的所要测量的理论结构和特质的有效程度。例如编制一个智力测验，那么该测验反映其所依据的智力理论的程度，可用结构效度来检验。

二、常用心理测验

心理测验数量众多，从不同的角度可以划分出不同的心理测验类型。根据测验的目的不同可以分为：能力测验（包括智力测验、发展量表和特殊才能测验等）、人格测验、神经心理测验和临床评定量表（如临床评定量表有症状自评量表、焦虑自评量表、抑郁自评量表等）。根据测验的方法不同可分为：问卷法、操作法（如韦氏智力测验中的操作部分）和投射法（如罗夏墨迹测验、主题统觉测验等）。按照测验的组织方式不同可分为：个别测验和团体测验。

（一）智力测验

1. 智商

有关智力的定义很多，目前尚无统一的定义，但多数学者认同："智力是一种一般的心理能力，与其他事物一样，包含推理、计划、问题解决、抽象思维、理解复杂思想、快速学习和从经验中学习等能力"。智力测验（intelligence test）是评估个人一般能力的方法，根据有关智力概念和智力理论经标准化过程编制而成。

2. 常用的智力测验

常用的智力测验有中国比内测验、韦克斯勒量表、瑞文测验等。

（1）中国比内测验　比内测验是由比内和西蒙于1905年编制而成，是世界上第一个正式的心理测验。中国的心理专家对此量表进行了多次修订，现在使用的是吴天敏教授1982年完成的中文版第三次修订本，称《中国比内测验》。本测验适用于2～18岁被试者，农村和城市被试者共用一套试题。共包括51个试题，从易到难排列，均印在测验指导手册上，并准备相应的测验材料。

施测时，先根据被试的年龄从测验指导书的附表中查到开始的试题，对照着记录纸逐题作答，被试者连续有5题不通过时，停止测验。通过1题记1分，所有通过题目的总数即为测验的总分，在智商表中即可查到相应的智商。中国比内测验采用离差智商的计算法，其智商的平均数为100，标准差为16，比内-西蒙量表的智力等级分布见表7-2。

表7-2　比内-西蒙量表的智力等级分布表

智力等级	智商范围	百分比/%
非常优秀	≥140	1.6
优秀	120～139	11.3
中上	110～119	18.1

续表

智力等级	智商范围	百分比/%
中等	90～109	46.5
中下	80～89	14.5
边缘状态	70～79	5.6
智力缺陷	≤69	2.9

另外，智力缺陷又可分为愚鲁（IQ 为 50～69）、痴愚（IQ 为 25～49）和白痴（IQ 为 25 以下）三个等级。

（2）韦克斯勒量表　韦克斯勒（D. Wechsler）先后编制了三个相互衔接的智力量表：韦氏成人智力量表（WAIS），适用于 16～74 岁；韦氏儿童智力量表（WISC），适用于 6～16 岁；韦氏学龄前及小学生儿童智力量表（WPPSI），适用于 4～6 岁。各量表基本框架相同。我们以韦氏成人智力量表为例给大家介绍韦克斯勒量表的基本内容。韦氏成人智力测验由韦克斯勒于 1955 年所编制，以后于 1981 年和 1997 年又经过两次修订。本量表分农村和城市用两式。两式各包括 11 个分测验，其中言语部分包括知识、领悟、算术、相似性、数字广度、词汇 6 个分测验；操作部分包括数字符号、图画填充、木块图、图片排列、物体拼凑 5 个分测验。

一般按先进行言语测验，后进行操作测验。每个分测验，题目均按难度顺序排列。算术、图片排列、木块图案、物体拼凑、数字符号和图画填充有时间限制，其他不限制时间。有时间限制的项目，以反应的速度和正确性作为评分的依据，超过规定时间，即使通过也记 0 分，提前完成的，按提前时间的长短记奖励分。不限时间的项目，则按反应的质量给予不同的分数，有的项目通过时记 1 分，未通过记 0 分，如知识测验；有的项目按回答的质量分别记 0 分、1 分或 2 分，如领悟、相似性和词汇测验。理解、相似性、词汇三个分测验及知识中的部分测题，要求主试根据评分原则作出主观判断。各分测验得分按照手册上相应表经过一系列计算和转化得出智商。韦氏成人智力量表的智力等级分布见表 7-3。

表 7-3　韦氏成人智力量表的智力等级分布

智力等级	智商范围	百分比/%
极超常	≥130	2.2
优秀	120～129	6.7
中上（聪明）	110～119	16.1
中等	90～109	50.0
中下（迟钝）	80～89	16.1
低能边缘	70～79	6.7
智力缺陷	≤69	2.2

中国修订韦氏成人智力量表（WAIS-RC）各分测验的主要功能如下。

① 知识：韦克斯勒认为，智商越高的人，兴趣越广泛，好奇心越强，所以获得的知识就越多。主要测量人的知识广度、一般的学习及接受能力、对材料的记忆及对日常事物的认识能力。

② 领悟：主要测量判断能力、运用实际知识解决新问题的能力以及一般知识。该测验对智力的 G 因素负荷较大，与知识测验相比，受文化教育影响小，但记分难以掌握。

③ 算术：主要测量数学计算的推理能力及主动注意的能力。该能力随年龄而发展，故能考察智力的发展，同时对预测一个人未来心智能力很有价值。

④ 相似性：用来测量逻辑思维能力、抽象思维能力与概括能力，是 G 因素的很好测量指标。

⑤ 数字广度：主要测量人的注意力和短时记忆能力。临床研究表明，数字广度测验对智力较低者测的是短时记忆能力，但对智力较高者实际测量的是注意力，其得分未必会高。

⑥ 词汇：主要测量人的言语理解能力，与抽象概括能力有关，同时能了解其知识范围和文化背景。研究表明，它是测量智力 G 因素的最佳指标，可靠性很高。但其记分较麻烦，评分标准难掌握，实施时间也较长。

⑦ 数字符号：主要测量一般的学习能力、知觉辨别能力及灵活性以及动机强度等。该测验与工种、性别、性格和个人缺陷有关，不能很好地测量智力的 G 因素，但具有记分快、不受文化影响的特点。

⑧ 图画填充：测量人的视觉辨认能力，以及视觉记忆与视觉理解能力。填图测验有趣味性，能测量智力的 G 因素，但它易受个人经验、性别、成长环境的影响。

⑨ 木块图：主要测量辨认空间关系的能力、视觉结构的分析和综合能力以及视觉-运动协调能力等。在临床上，该测验对于诊断知觉障碍、注意障碍、老年衰退具有很高的效度。

⑩ 图片排列：主要测量被试者的分析综合能力、观察因果关系的能力、社会计划性、预期力和幽默感等。它也可以测量智力的 G 因素，可作为跨文化的测验。但此测验易受视觉敏锐性的影响。

⑪ 图形拼凑：此测验主要测量处理局部与整体关系的能力、概括思维能力、知觉组织能力以及辨别能力。在临床上，此测验可了解被试者的知觉类型，他对尝试错误方法所依赖的程度以及对错误反应的应对方法。此测验与其他分测验相关较低，并对被试者的鉴别力不甚高。

(3) 瑞文测验　瑞文标准推理测验（Raven's standard progressive matrices，SPM）是由英国心理学家瑞文（J. C. Raven）1938 年编制的非言语智力测验。自问世以来，许多国家对它做了修订，直到现在仍广泛使用，有着重要的理论意义与实用价值。

瑞文测验的编制在理论上依据斯皮尔曼的智力二因素理论。该理论认为智力主要有两个因素构成。一是一般因素，又称 G 因素，它可以渗入所有的智力活动中，每个人都具有这种能力，但在水平上有差异；二是特殊因素，用"S"表示，这种因素种类多，与特定任务高相关，如音乐能力、数学、交际能力等。瑞文推理测验测量的是智力的一般因素（G 因素），尤其与人的问题解决，清晰知觉和思维，发现和利用自己所需信息，以及有效地适应社会生活的能力有关。

瑞文标准推理测验的优点在于适用的年龄范围宽，测验对象不受文化、种族与语言的限制，并且可用于一些生理缺陷者。测验既可个别进行，也可团体施测，使用方便，省时省力，结果解释直观简单，具有较高的信度与效度。

瑞文标准推理测验要求被试根据一个大图形中的符号或图案的规律，将适当的图形填入大图形的空缺中，如图 7-2 所示。共 60 道题目，分为 5 组，每组 12 道题目，A、B、C、D、E 这五组题目难度逐步增加，每组内部题目也由易到难排列，解题思路一致，而各组间的解题思路有差异。

A 组考察知觉辨别、图形比较、图形想象等方面能力；

B 组测类同比较、图形组合等方面的能力；

C 组测量比较、推理、图形组合方面的能力；

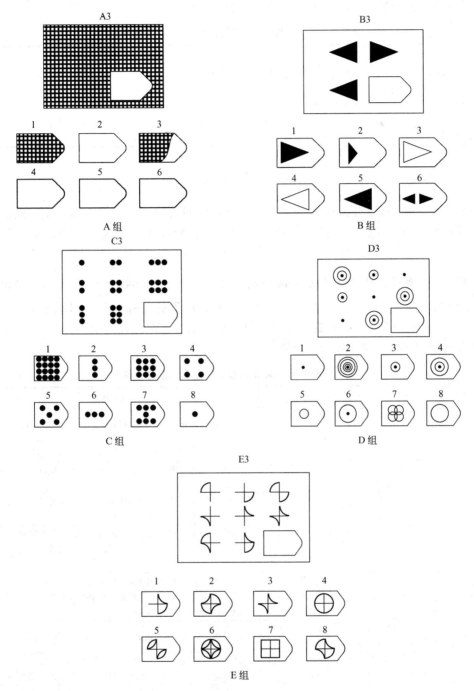

图 7-2　瑞文测验的部分图案

D 组测量系列关系、图形组合方面的能力；

E 组测量组合、互换等抽象推理的能力。

　　瑞文标准推理测验的施测无严格时限，一般可用 40min 左右完成。答对一题给一分，答对题目的原始总分要转化为标准化的百分等级。每个百分等级的具体含义：低于这个等级的人数在同年龄组总体中所占的百分比。例如 25 岁的李某的百分等级为 95，这个结果可解释为：在 25 岁年龄组群体中，比李某推理水平低的人约占 95%，比他水平高的人约占 5%。

瑞文标准推理测验的结果可以分为五个等级，见表7-4。

表7-4 瑞文标准推理测验的智力水平分级标准

智力等级	百分等级
一级（高水平智力）	测验标准分等于或超过年龄组常模的95%
二级（智力水平良好）	测验标准分在75%～95%
三级（中等水平智力）	测验标准分在25%～75%
四级（智力水平中下）	测验标准分在5%～25%
五级（智力缺陷）	测验标准分低于5%

（二）人格测验

人格测验大体上可以分为两大类。一类是结构性问卷或调查表，或称客观化测验，如MMPI、EPQ、16PF等；另一类是非结构性的投射测验，如主题统觉测验、罗夏墨迹测验等。

1. 明尼苏达多项人格调查表（Minnesota multiphasic personality inventory，MMPI）

由美国明尼苏达大学的哈萨威（S. R. Halthaway）和麦金利（T. C. McKinly）于1943年编制的，共包括566个自我报告形式的题目，实际上为550题，其中16个为重复题。包括10个临床量表和4个效度量表，具体见表7-5。

表7-5 MMPI 10个临床量表的测验目标及结果解释

量表名称	测验目标	结果的解释
疑病(Hs)	反映被试者对身体功能的关心程度	高分者有疑病倾向，即使身体无病，也总是觉得身体欠佳
抑郁(D)	测量情绪低落、焦虑问题	高分表示情绪低落，缺乏自信，有自杀观念
癔症(Hy)	测量被试对心身症状的关注和敏感、自我中心等特点	得分高者多表现为依赖、天真、外露、幼稚及自我陶醉，并缺乏自知力
精神病态(Pd)	可反映被试者社会行为的偏离	高分数的人为脱离一般的社会道德规范，蔑视社会习俗，社会适应能力差，有攻击倾向
男子气-女子气(Mf)	反映男子女性化、女子男性化倾向	高分数的男人表现敏感、爱美、被动等女性化倾向；高得分的妇女表现粗鲁、好攻击、自信、缺乏情感、不敏感等男性化倾向
偏执(Pa)	测量被试是否具有病理性思维	高分提示具有多疑、孤独、烦恼及过分敏感等性格特征。可能有偏执妄想，易指责别人而很少内疚，有时可表现强词夺理、敌意、愤怒，甚至侵犯他人
精神衰弱(Pt)	测量精神衰弱、强迫、恐惧或焦虑等神经症特点	高分数者表现紧张、焦虑、恐怖、内疚感及强迫思维
精神分裂症(Sc)	测量思维异常和古怪行为等精神分裂症的一些临床特点	高分者常表现异乎寻常的或分裂的生活方式，如不恰当的情感反应、少语、特殊姿势、怪异行为、行为退缩与情感脆弱
轻躁狂(Ma)	测量情绪、行为的稳定性	高得分者常为联想过多过快、动作增多、情绪高涨、易激惹等表现
社会内向(St)	测量个人与他人相处的退缩程度	高分者表现为：内向、胆小、退缩、不善交际、屈服、过分自我控制、紧张、固执及自责 低分者表现为：外向、爱交际、富于表情、好攻击、健谈、冲动、不受拘束、任性、做作、不真诚

4个效度量表意义如下。

① Q量表（无法回答量表）：也可用"？"表示，反映被试想回避的问题。如果有10个

以上"?"符号，要求被试重新审查答卷后补答。

②F（伪装量表）和Fb量表：测量任意回答倾向，高分表示任意回答、诈病或确系偏执。其中，F主要测量前370题，Fb主要测量370题以后的项目。

③L量表（掩饰量表）：测量被试对调查的态度，高分反应有防御、天真、道德主义、道德僵化。L量表原始分超过10分时，测验结果不可靠。

④K量表（校正量表）：根据这个量表修正临床量表的得分，即在几个临床量表（Hs、Pd、Pt、Sc、Ma）的得分上加上一定比例的K分，以校正"装好"与"装坏"的倾向。

几十年来，MMPI成为国际上广泛使用的人格测验量表之一。它不仅被用于精神科临床和研究工作，也被广泛用于医学其他各科以及人类行为的研究、司法审判、犯罪调查、教育和职业选择等领域，对人才心理素质、个人心理健康水平、心理障碍程度的评价都有较高的使用价值，是心理咨询工作者和精神医学工作者必备的心理测验之一。

2. 卡特尔16项人格因素问卷（sixteen personality factor questionnaire，16PF）

这是卡特尔（R.B.Cattell）根据其人格特质学说、采用因素分析方法编制而成的。与其他类似的测验相比，16PF能以同等的时间（约45min）测量出16种主要人格特征，16种人格因素是各自独立的，相互之间的相关度极小，每一种因素的测量都能使被试某一方面的人格特征有清晰而独特的认识，更能对被试人格的16种不同因素的组合作出综合的了解，从而全面评价其整个人格。主要被用于测量正常人格，并可以作为了解心理障碍的个性原因及心身疾病诊断的重要手段，对心理咨询、人才选拔和职业咨询等有一定的参考价值。16种因素的名称及意义见表7-6。

表7-6 16种因素的名称及意义

因素名称	低分特征	高分特征
A 乐群性	缄默、孤独、冷淡	外向、热情、乐群
B 聪慧性	思维迟钝、学识浅薄、抽象思维能力弱	聪明、富有才识、思考敏捷、善于抽象思维
C 稳定性	情绪激动、易烦恼、易受环境影响	情绪稳定而成熟，能面对现实
E 恃强性	谦逊、顺从、通融、恭顺	好强、固执、独立、积极
F 兴奋性	严肃、审慎、冷静、寡言	轻松兴奋、随遇而安
G 有恒性	苟且敷衍、缺乏奉公守法的精神	有恒负责、做事尽职
H 敢为性	畏怯退缩、缺乏自信心	冒险敢为、少有顾虑
I 敏感性	理智、注重现实、自恃其力	敏感、感情用事
L 怀疑性	信赖随和、易与人相处	怀疑、刚愎、固执己见
M 幻想性	现实、合乎成规、力求完善	合理幻想、狂放不羁
N 世故性	坦白、直率、天真	精明强干、世故
O 忧虑性	安详、沉着、有自信心	忧虑抑郁、烦恼自扰
Q1 实验性	保守的、尊重传统观念和行为标准	自由的、批评激进、不拘泥于成规
Q2 独立性	依赖、随群附和	自立自强、当机立断
Q3 自律性	矛盾冲突、不顾大体	知己知彼、自律严谨
Q4 紧张性	心平气和、闲散宁静	紧张困扰、激动挣扎

3. 艾森克人格问卷（Eysenck personality questionnaire，EPQ）

这是由英国艾森克夫妇在艾森克人格理论的基础上编制而成，包括成人问卷和青少年问卷两种，主要用于测量正常人格。我国修订的EPQ有多种版本，最常用的有陈仲庚等人的修订本（85题）和龚耀先等人的修订本（88题）。此量表的项目较少，易于测查，项目内容较适合我国的情况，是目前医学、司法、教育和心理咨询等领域应用最为广泛的问卷之一。

EPQ 包括内外向（E）、神经质（N）、精神质（P）和掩饰性（L）四个分量表，各量表的简要解释如下。

① 内外向（E）：艾森克认为 E 维度与中枢神经系统的兴奋和抑制的强度密切相关。E维度是一个双向特质，两端是典型的内向和外向，两者之间是连续的不断过渡状态。高分者表示人格外向，好交际、渴望刺激和冒险，易冲动。低分者表示人格内向，好静、稳重、不善言谈，不喜欢刺激，喜欢有秩序的生活方式，情绪比较稳定。

② 神经质（N）：艾森克认为 N 维度与自主神经系统的稳定性有关。N 维度也是双向特质，极端的情绪不稳定者很少，大多数人处在中间过渡状态。反映的是正常行为，与病症无关。高分者表现为焦虑、紧张、担心、对各种刺激往往有强烈的情绪反应，以至于出现不够理智的行为。低分者表现为情绪反应弱而迟钝，表现稳定。

③ 精神质（P）：并非暗指精神病，它在所有人身上都存在，只是程度不同。但如果某人表现出明显程度，则容易发展成行为异常。P 维度为单向维度。高分者可能是孤独、不关心他人，不近人情，难以适应外部环境，感觉迟钝，与别人不友好，喜欢寻衅骚扰，喜欢干奇特的事情，并且不顾危险。

④ 掩饰性（L）：是效度量表，测定被试的掩饰、假托或自身隐蔽，或者测定其社会性朴实幼稚的水平。L 与其他量表的功能有联系，但它本身代表一种稳定的人格功能。若此分过高，说明此次测量的可靠性差。

4. 罗夏测验（Rorschach test）

这是现代心理测验中最主要的投射测验，由瑞士精神病学家罗夏（H. Rorschach）于1921 年首创。1990 年龚耀先完成了该测验修订工作，现已有了我国正常人的常模。

罗夏测验由 10 张模糊、无确定形状的墨迹图组成，故又称墨迹测试（图 7-3）。其中 5张全为黑色，2 张是黑色和灰色图外加了红色墨迹，3 张全为彩色。

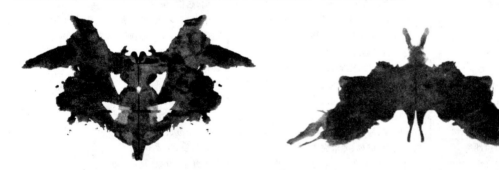

图 7-3　罗夏墨迹测试图

测验分两个阶段进行。第一阶段为联想阶段：将 10 张图片按顺序一张一张地交给被试者，让其说出在图中看到了什么，不限时间，尽可能多地说出来，也不限制回答数目，一直到没有回答时再换另一张，每张均如此进行。第二阶段为询问阶段：看完10 张图后，再从头到尾对每一回答询问一遍，问被试者看到是整图还是图中的哪一部分，问为什么说这些部位像他所说的内容，并将所指部位和回答的原因均记录下来。然后进行结果分析和评分。

罗夏测验可用于测量被试者的人格特征，也可用于临床诊断，如抑郁指数、精神分裂症指数、自杀指数、应付缺陷指数及强迫方式指数等。罗夏测验的记分和解释方法复杂，经验性成分多，主试需要经过长期的训练才能正确掌握。

5. 主题统觉测验（thematic apperception test，TAT）

这是投射测验中与罗夏测验齐名的一种测验工具，由美国哈佛大学的默里（H. A. Murray）与摩尔根（C. D. Morgan）等于1935年编制而成。TAT的测验材料由29张图片和1张空白卡片组成，图片都是含义隐晦的情景（图7-4）。施测时每次给予被试一张图片，让其依据看到的内容编制一个300字左右的故事，说明"图中发生了什么事情？为什么会出现这种情景？图中的人物正在想些什么？故事的结局会怎样？"对其中一张空白的卡片，要求被试面对着空白的卡片先想象出一幅图画，然后根据想象出的图画编制故事。

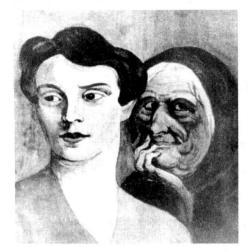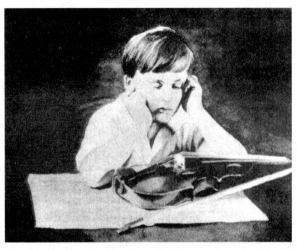

图7-4　主题统觉测验图

主题统觉测验除了作为一种临床诊断工具外，还常被用作心理治疗时的刺激联想材料，以利于与患者沟通关系。

（三）临床评定量表

临床评定量表（rating scale）是临床心理评估和研究的常用方法，包括反映心理健康状况的症状自评量表、与心理应激有关的生活事件量表、应对方式量表和社会支持量表等。评定量表具有数量化、客观、可比较和简便易用等特点。下面简要介绍几种常用的症状自评量表。

1. 90项症状自评量表（symptom check-list 90，SCL-90）

由90个反映常见心理症状的项目组成，可测查10个范畴的内容，相应地分为10个因子。SCL-90可用于精神科或非精神科的成年门诊患者，以衡量患者自觉症状的严重程度，还可用于心理健康测验。与其他的自评量表（如SDS、SAS等）相比，该量表容量大、反映症状丰富，更能准确反映患者的自觉症状。10个因子的名称、题项及含义如下。

① 躯体化：包括1、4、12、27、40、42、48、49、52、53、56、58共12项，主要反映主观的躯体不适感。

② 强迫：包括了3、9、10、28、38、45、46、51、55、65共10项，主要反映强迫观念或行为，还涉及一些感知障碍。强迫症状。

③ 人际关系敏感：包括6、21、34、36、37、41、61、69、73共9项，主要反映个人人际交往中的不自在感和自卑感。

④ 抑郁：包括 5、14、15、20、22、26、29、30、31、32、54、71、79 共 13 项，主要反映以苦闷的情感与心境为代表性症状，也包括有关死亡的思想和自杀等观念。

⑤ 焦虑：包括 2、17、23、33、39、57、72、78、80、86 共 10 项，主要反映焦虑及惊恐发作等内容。

⑥ 敌对：包括 11、24、63、67、74、81 共 6 项，主要反映敌对表现。

⑦ 恐怖：包括 13、25、47、50、70、75、82 共 7 项，主要反映恐惧症状。

⑧ 妄想：包括 8、18、43、68、76、83 共 6 项，主要反映猜疑和关系妄想等精神症状。

⑨ 精神病性：包括 7、16、35、62、77、84、85、87、88、90 共 10 项，主要反映幻听、被控制感等精神分裂样症状。

⑩ 其他：包括 19、44、59、60、64、66、89 共 7 项，主要反映睡眠和饮食情况。

SCL-90 主要评定现在或近 1 周以来的主观感受。既可自评，也可由医生评定，采用五级评分制，每个项目按照"没有、很轻、中等、偏重、严重"5 个等级进行选择，分别给予 1～5（或 0～4）级评分。

SCL-90 有多个统计指标，其中最常用的是总分和因子分。总分是 90 个项目相加之和，反映病情的严重程度。因子分＝组成某因子的各项目总分/组成某因子的项目数，可反映症状分布特点，并可以作轮廓图分析，以了解各因子的分布趋势和评定结果。

2. 抑郁自评量表（self-rating depression scale，SDS）

这是由 Zung 于 1965 年编制的。主要用于心理咨询、抑郁症状筛查及严重程度评定和精神药理学的研究。因为其使用简便，在国内外应用广泛。

量表由被试自行填写，根据最近 1 周的实际情况进行选择。一次评定一般可在 10min 内完成。量表根据症状出现的频度分四级评分：没有或很少时间，少部分时间，相当多时间，绝大部分或全部时间。若为正向评分题（1、3、4、7、8、9、10、13、15、19），依次记为 1、2、3、4 分。反向评分题（2、5、6、11、12、14、16、17、18、20），依次记为 4、3、2、1 分。把 20 项的各项得分相加，即得到总粗分，用粗分乘以 1.25，取其整数部分，就得到标准总分。在实际应用中，很多使用者仅使用原始粗分。临床使用时可以用抑郁严重指数（0.25～1.0）（抑郁指数＝粗分/80）来反映被测者的抑郁程度。抑郁程度的判断方法见表 7-7。

表 7-7　抑郁程度的判断方法

抑郁程度	抑郁严重指数
无抑郁	<0.5
轻度抑郁	0.5～0.59
中度抑郁	0.6～0.69
重度抑郁	≥0.7

3. 焦虑自评量表（self-rating anxiety scale，SAS）

这是由 Zung 于 1971 年编制的，从量表的构造、形式到具体的评定方法，都与 SDS 十分相似。SAS 主要被用于评定被试者焦虑的主观感受，并且与 SDS 具有一样广泛的适用性。

SAS 也采用 4 级评分。在 20 个题目中，带 * 的 5 个题目（5、9、13、17、19）为反向评分题，依次评分为 4、3、2、1，其余 15 个题均为正向评分，依次评分为 1、2、3、4。SAS 的主要统计指标为总分，中国常模中 SAS 总粗分上限为 40 分，标准总分的正常上限为

50 分。分数越高，焦虑程度越重。

4. 疼痛的测量

疼痛的测量方法有很多，我们在这里给大家介绍的是视觉模拟量表（visual analogue scale，VAS）。VAS 用于疼痛的评估在我国临床使用较为广泛，基本方法是使用一条长约 10 厘米的游动标尺，一面标有 10 个刻度，两端分别为"0"分端和"10"分端，"0"分表示无痛，"10"分代表难以忍受的最剧烈的疼痛，临床使用时将有刻度的一面背向患者，让患者在直尺上标出能代表自己疼痛程度的相应位置，医师根据患者标出的位置为其评出分数，临床评定以 0~2 分为优，3~5 分为良，6~8 分为可，>8 分为差。临床治疗前后使用同样的方法即可较为客观的做出评分，并对疼痛治疗的效果进行较为客观的评价。此方法简单易行，相对比较客观，而且敏感。目前国内临床上通常采用中华医学会疼痛学会监制的 VAS 卡，正面"0"端和"10"端之间有一游动标，背面有 0~10 的刻度，实用而方便。

5. A 型行为量表

20 世纪 50 年代，美国心脏病学家弗里德曼（M. Friedman）和罗森曼（R. H. Rosenman）在防治心血管疾病的临床实践中发现了 A 型行为模式与冠状动脉粥样硬化性心脏病的患病率有密切相关性。A 型行为模式是一种行为和情绪的复合体，概括为时间紧迫感（time-urgency）和竞争敌意倾向（competition and hostilily）。相对缺乏这类行为的人为 B 型行为。A 型行为量表主要用来评估成年人的行为模式，从而了解被试者冠状动脉粥样硬化性心脏病的易患性。

此量表共包括 60 个题目，分为三个分量表：①TH 量表，25 题，表示时间匆忙感和紧迫感，做事快和缺乏耐心等；②CH 量表，25 题，表示争强、好胜、暴躁和怀有敌意感等性格特征；③L 量表，10 题，用以测试被试者回答问题的真实性。

TH 量表的 25 题中，题目 4、5、9、12、15、16、17、23、25、28、29、31、35、38、39、41、47、57、59、60 答"是"的和题目 18、36、45、49、51 答"否"的总数相加，即为 TH 量表分。CH 量表的 25 题中，题目 2、3、6、7、10、11、21、22、26、27、32、34、40、42、44、46、50、53、55、58 答"是"的和题目 1、14、19、30、54 答"否"的总数相加，即为 CH 量表分。L 量表的 10 题中，题目 8、20、24、43、52 答"是"的和题目 13、33、37、48、56 答"否"的总数相加，即为 L 量表分，≥7 分者，说明真实性不大，问卷作废。若 L 量表<7 分，TH 量表分加 CH 量表分即为 A 型行为量表的总分。具体类型见表 7-8。

表 7-8 行为模式的 5 种类型

行为类型	行为类型名称	A 型行为量表的总分
A 型	较强的 A 型	≥37 分
MA 型	中间偏 A 型	30~36 分
M 型	中间型	27~29 分
MB 型	中间偏 B 型	20~26 分
B 型	较强的 B 型	≤19

第三节 心理咨询与心理治疗概述

一、心理咨询与心理治疗的概念

1. 心理咨询

心理咨询（psychological counseling）是在良好的咨访关系的基础上，运用心理学方法，帮助来访者自强自立的过程。这一定义包含了以下含义。

① 咨询关系是一种对来访者进行帮助的人际关系，治疗者要在良好人际关系的基础上，利用其专业技能，来帮助来访者以更为有效的方式对待自己所面临的各种问题。

② 心理咨询是在心理学的有关理论指导下的一系列心理活动的过程，咨询过程要让来访者认识自己、接纳自己、更有效地生活，就需要指导其接受各种新信息，学习新行为及解决问题的技能，这一系列心理活动都需要在心理学理论的指导下进行。

③ 心理咨询是帮助来访者自强自立的过程。这是心理咨询的根本目的，治疗者要帮助来访者解决心理上疑难问题，提高应付挫折和各种不幸事件的能力，使之能自己面对和处理自己人生中的问题，即"助人自助"。

④ 心理咨询需由受过职业训练的专业人员完成的。从业人员必须经过严格的专业训练，具备专业知识和技能，并且获得执业资格方可进行心理咨询。

2. 心理治疗

心理治疗是在良好的治疗关系基础上，由经过专业训练的治疗者运用心理治疗的有关理论和技术，对来访者进行帮助的过程，以消除或缓解来访者的问题或障碍，促进其人格健康、协调地发展。

二、心理咨询和治疗的关系

从上述心理咨询与心理治疗的概念看，二者有很多相似之处，也有人认为心理咨询与心理治疗同义，但多数人认为，二者是既有相同之处，也有不同之处。相似之处如下。

① 良好的人际关系为基础，心理咨询与心理治疗要达到好的治疗效果，都需要有良好的人际关系为基础。

② 工作对象相似，心理咨询与心理治疗工作者可能会面对同样的问题，如婚姻家庭问题。

③ 理论方法一致，心理咨询与心理治疗工作者在治疗过程中可能会采用同样的心理学理论与技术，如精神分析理论或系统脱敏疗法。

④ 工作目标相似，心理咨询与心理治疗工作者都是通过与求助者之间的互动，达到使其改变和成长的目的。

尽管心理咨询与心理治疗有着上述的相似之处，一些心理咨询工作者也做一些心理治疗的工作，一些心理治疗工作者也做一些心理咨询的工作，但是它们之间还是存在一些不同之处，具体见表7-9。

表7-9 心理咨询与心理治疗的不同之处

不同点	心理咨询	心理治疗
工作对象	正常人,正在恢复或已复原的患者	有心理障碍的人
适应范围	正常人所遇到的各种问题,如人际关系、职业选择、教育、婚姻等问题	神经症、性变态、心理障碍、行为障碍、心身疾病、康复中的精神患者等
疗程	较短,1次至几次	较长,几次至几十次,甚至几年
心理活动层次	意识层次	意识层次和无意识层次
目标	教育和发展	人格的改变和行为的矫正
专业训练	咨询培训	心理治疗训练
工作机构	非医疗机构	医疗机构

除了表7-9中所述的不同之处以外,帮助者与求助者在心理咨询和心理治疗中的称谓也有所不同。在咨询过程中,帮助者被称为咨询者,求助者被称为来访者或咨客;在心理治疗过程中,帮助者被称为治疗者,求助者被称为患者,也有称为来访者的情况。本节中,将帮助者统称为治疗者,求助者统称为来访者或患者。

三、心理咨询与心理治疗的原则

各种心理咨询与心理治疗的理论和方法虽然各有不同,但都共同遵循一些根本要求,这就是心理咨询与心理治疗原则。

(1)助人自助的原则 是指通过心理咨询与治疗帮助来访者增强自己解决问题的能力。治疗者应明确咨询与治疗不是为来访者出主意,想办法,而是帮助来访者自己想清楚问题所在,找出解决问题的方法,授之于"渔"而非"鱼"。

(2)中立原则 治疗者应对来访者谈话中涉及的道德问题保持价值中立,不作评判。治疗者在心理咨询与治疗中应客观、公正,不轻易批评对方,不把自己的价值观强加于对方。

(3)保密性原则 是治疗者最基本的职业道德要求,是指治疗者应对来访者的有关资料给予保密,不得对外公开。包括来访者的谈话内容、咨询记录、心理测验的结果和诊断、信件、音像资料以及其他涉及隐私的个人资料等。如果在教学、科研过程中需要以来访者的情况作为案例,应对材料进行适当处理,不得公开来访者的真实姓名、单位或住址。治疗者在没有征得来访者同意的情况下,不得对治疗过程进行录音、录像。

保密例外:心理咨询工作中,一旦发现来访者有自杀倾向或有伤害他人倾向时,就不能再为其保密了,而应立即通知其家属或有关部门,以采取必要的措施保护来访者及其他人的人身安全,防止意外事件的发生,但应将有关保密信息的暴露程度限制在最小范围内。

(4)重大决定延期的原则 心理咨询与治疗期间,由于来访者情绪不稳定、易动摇,原则上应规劝其不要轻易作出退学、转学、调换工作、离婚等重大决定。在咨询结束后,来访者的情绪稳定之后再作决定。

(5)感情限定的原则 治疗者和来访者心理的沟通和接近,是治疗工作顺利开展的关键,但也要注意把握好尺度,不应与求助者在治疗室以外有任何的接触和交往,更不能在感情上产生爱憎和依恋。

（6）时间限定的原则　心理咨询和治疗必须遵守一定的时间限制。一般规定为每次50min左右（初次受理时咨询可以适当延长），原则上不能随意延长治疗时间或间隔。另外，治疗者必须在预约时间到位，不能随便失约，未经对方同意不能单方面改变预约时间。

（7）"来者不拒、去者不追"原则　原则上讲，到心理治疗室治疗的来访者必须完全自愿，这是治疗关系确立的先决条件。只有自己感到心理不适，为此烦恼并寻求帮助，才能有效地解决问题。没有治疗意愿人，治疗者不应主动找他（她）并为其心理咨询和治疗。对于迫于父母、老师或上司的催促前来治疗的来访者或代替他人（子女、学生、父母、爱人等）前来咨询的来访者，治疗者也不应该排斥或拒绝。另外，自愿前来，当然也可以自愿离去，治疗关系的中止或结束，也不应存在任何强制。

（8）回避原则　心理咨询与治疗中往往会涉及个人隐私，交谈十分深入，因此不宜在熟人之间进行此项工作。亲人、同事、同学等熟人均应在治疗中回避。

四、心理咨询与心理治疗的一般过程

心理咨询与治疗的过程一般分为开始阶段、心理诊断阶段、指导帮助阶段、巩固和结束阶段。

（一）开始阶段

开始阶段是心理治疗的第一步，是整个心理治疗的基础。开始阶段需要完成的任务有两项，即建立治疗关系、收集来访者的资料。

1. 建立治疗关系

治疗者与来访者必须在尊重、真诚的基础上，建立信任、接纳的治疗关系，这是心理治疗的起点和基础。这种积极的关系，一方面有助于治疗者了解来访者的情况，确定咨询目标并实现目标；另一方面来访者也能与治疗者积极合作，提高治疗效果。治疗者应努力创造温暖、有安全感的氛围，并进行职业性的自我介绍，以取得来访者的信任。

2. 收集来访者的资料

收集与来访者有关的各种资料，通过会谈、观察、心理测验等方式，了解对方的基本情况及存在的心理问题。

（1）基本资料　来访者的基本情况包括姓名、年龄、家庭、社会生活背景、生活经历、兴趣爱好、学习工作生活近况及有无心理治疗经验等。

（2）确定关键问题　来访者步入心理治疗门诊一般心存顾虑，比较敏感，不愿直接把心理问题暴露出来，有的来访者自己也弄不清问题的实质，只是感觉到困扰，希望改变现状。治疗者应有敏锐的观察力，能在来访者提供的较为复杂的人物、事件中确定关键问题。

（二）心理诊断阶段

此阶段的主要任务有二：一是确定、分析来访者的心理问题及原因；二是确定治疗目标。

1. 确定、分析来访者的心理问题及原因

（1）确定心理问题的类型及性质，决定治疗的适应性　有的来访者可能有精神病的症状，这是精神病学的范畴，不是心理治疗能解决的，治疗者应注意区分，应及时转介到相关医院治疗。有的来访者可能有一些焦虑、抑郁、恐怖症等神经症症状，也有一些可能仅是适应不良、愤怒情绪、人际交往等问题，这些问题可以通过心理咨询与治疗予以解决。

（2）分析心理问题的程度，以区别对待　心理问题的严重程度不同，治疗的方式也会有所不同。对于适应性问题可以通过个别咨询等方式予以必要的指导；而发展性问题可以通过心理咨询讲座、课程等方式，予以指导与训练，强化其心理品质。

（3）寻找心理问题产生的原因　造成来访者心理问题的原因往往是多方面的，需要从一般原因分析和深层原因分析两个不同侧面入手。一般原因分析是针对心理问题形成的生物学因素和心理社会因素进行全方位的搜索。深层原因分析是对产生心理问题的主要心理原因进行剖析。不同的心理治疗理论和方法，往往从不同的角度寻找并发现心理问题的根源。如精神分析理论主要从潜意识的矛盾冲突及幼年生活经历中寻找心理问题的根源；行为主义理论重视对行为的分析，以发现心理问题的原因。

2. 确定治疗目标

治疗者应在心理诊断的基础上与来访者协商制定治疗目标。治疗目标的制定应注意以下几点。

（1）治疗目标要具体　目标具体了，就具有了可测性，会使来访者的每一点进步都清晰可见，一方面有利于评价治疗效果，更重要的是这种可测性的目标对来访者有着重要的激励作用。

（2）治疗目标要现实可行　治疗目标要根据来访者自身的潜力、水平及其周围环境的限制来定。脱离现实的目标不会使治疗得到积极的结果。

（3）治疗目标是心理学目标　治疗的目标应为心理学方面的，而不是生理学方面的。有些来访者有些躯体症状，如这些症状与心理因素有关，那目标应是改善引起这些躯体症状的心理因素。

（4）治疗目标应有轻重缓急　同时有好几个治疗目标的来访者，治疗者应与来访者共同探讨哪个问题对其影响最大，就优先解决哪个问题。有时前面的问题解决了，后面的问题来访者自己就可以处理了。

（5）治疗目标应经常评价　治疗目标需经常进行评价，如果治疗有效，来访者一般会显示出某种进步，此时回顾、评价治疗目标，对来访者是一种积极的强化，有助于强化其治疗动机，增强对治疗的信心。

（三）指导帮助阶段

确定了来访者的心理问题和治疗目标之后，就应为来访者选择治疗方案，帮助其改变自己的行为和人格，以解决来访者的问题。

1. 选择咨询方案

首先要根据心理治疗的目标，选取相应的治疗方法，然后按其实施过程的要求制定具体操作计划。选择治疗方案应明确以下内容：①所采取治疗方法的目标；②该方法实施的具体要求，即该做什么、如何去做以及不做什么；③该方法是否能达到预期的目的；④告诉来访者这些方法不可能立即产生效果，所有的改变都是循序渐进的，必须对心理咨询的过程有足够的耐心。

2. 帮助和改变

不同的学派有不同的矫正行为、改变认知、挖掘无意识中的心理活动的方法，治疗者应根据需要做出选择，以帮助和改变来访者。可以运用鼓励、领悟、支持、指导与解释等技术，提出某些意见、建议，教以某些方法，通过领悟和学习的方式，促进来访者的改变和成长，使之自强自立。

（四）巩固和结束阶段

这一阶段的主要工作是巩固效果和追踪调查。

1. 巩固效果

治疗者要帮助来访者重新回顾治疗要点，检查治疗目标实现的情况，进一步巩固治疗所取得的成果。要向来访者指出他在治疗中已取得的成绩和进步，并向其说明还有哪些问题需要注意。

2. 追踪调查

治疗者应对来访者进行追踪调查，以了解来访者能否运用获得的经验适应环境，进而最终了解整个咨询过程是否成功。

第四节　心理咨询和心理治疗的理论与方法

一、精神分析治疗

精神分析治疗（psychoanalytic psychotherapy）由弗洛伊德在长期的临床治疗实践和自我精神分析的基础上，于19世纪末创立的。他最初采用催眠疗法治疗一些歇斯底里、神经衰弱、强迫性神经症等，但疗效不持久，而且有些患者不能进入催眠状态，他逐渐放弃了催眠疗法，改用自由联想法，取得了成功。自由联想是帮助来访者将压抑在潜意识中的各种心理冲突（尤其是幼年时的心理冲突）挖掘出来，使其进入意识层面，促使来访者认识到自己的问题所在，帮助其改变不良的行为模式，完善自己的人格，达到治疗目的。他建立了系统的精神分析理论，被公认为是心理治疗发展史上的第一个里程碑。

（一）基本理论观点

精神分析的主要理论包括无意识理论、人格结构理论及性心理发展理论。

1. 无意识理论

将人的心理活动分成意识、无意识和前意识三个层次。

（1）意识（consciousness）　是可以直接感知到的各种心理活动。

（2）无意识（unconsciousness） 又译作潜意识，是不能被人意识到的心理活动。有两个含义：一是指人们对自己的一些行为的真正原因和动机不能意识到，二是指人们在清醒的意识下还有潜在的心理活动进行着。

（3）前意识（preconsciousness） 介于意识与无意识之间，其中所含的内容当前未曾注意到，但经过努力回忆、集中注意力或经他人提醒可进入意识层面。

2. 人格结构理论

把人格分成三个组成部分：本我、自我和超我。

（1）本我（id） 又译为伊底、原我，本我是生来就有的，是人格中最原始、最模糊和不易把握的部分。有一切与生俱来的本能冲动所组成，不懂得逻辑、道德和价值观念，其活动只遵循"快乐原则"，但它只能通过自我间接地表现出来。

（2）自我（ego） 是现实化了的本能表现，是在"现实原则"的指导下，一方面遵守道德、价值观的约束，另一方面又使自己的需要得到满足。

（3）超我（superego） 也称理想自我，是道德化了的自我，它是人格中最晚形成的部分，也是最文明的部分。它是按照"道德原则"监督自我的行为。

在一个健康的人格之中，这三种结构的作用应该是均衡、协调一致的，自我按照超我的要求去实现本我的需要，对外适应现实环境，对内调节心理平衡。如果这三种结构不能保持这种动态平衡，则将导致心理失常。

3. 性心理发展理论

弗洛伊德早年认为人有两种本能：自我本能（以食欲为基础的自我保存本能）和性本能（以性欲为基础的种族保存本能），晚年又发现了另外一种本能——死本能，并把早年发现的两种本能合称为生本能。他认为人的发展主要靠一种驱动力——力比多（libido）的驱动，由此将人的发展分成以下几期。

（1）口欲期（0～1岁） 此期婴儿通过口腔的活动，满足本能欲望。

（2）肛欲期（1～3岁） 此期幼儿通过控制自己的排便，尤其是肌紧张的控制，来得到快感。

（3）性器欲期（3～6岁） 此期儿童能够分辨两性的不同，感受到父亲和母亲有共同的成人生活领域。

（4）潜伏期（6～12岁） 此期儿童的注意力从自己身体转移到外界世界。

（5）青春期（12～18岁左右） 此期个体开始对异性、社交活动、婚姻和家庭感兴趣。

如果性心理的发展不能顺利进行，停滞在某一阶段或从高级阶段退行至低级阶段，就可能导致心理异常的发生。

（二）精神分析的主要技术

（1）自由联想（free association） 是弗洛伊德1895年创造的，是精神分析的基本手段，能将患者带入潜意识的层面。来访者半卧在躺椅上，治疗者坐在躺椅一侧的后面，要求来访者毫无保留地说出自己想到的一切，不管其是微不足道的、荒诞不经的，还是有伤大雅的，都要如实报告。治疗者对其所报告的内容进行分析和解释，指导帮助来访者找到无意识中的矛盾冲突，并把它带到意识层面进行分析，向其解释，使来访者对此有所醒悟，解决其心理问题。

（2）释梦（dream interpretation）　弗洛伊德认为梦的内容与被压抑在无意识中的内容存在某种联系，睡眠时自我的控制力减弱，无意识中的欲望向外表现。但在自我防御机制的作用下，欲望通过化妆变形进入梦境。因此"梦是做梦者潜意识冲突欲望的象征"。梦分为显梦（梦者能回忆起来的梦境）和隐梦（显梦所隐含的内容）。要弄清隐梦的内容还需要指导来访者对梦中的内容进行自由联想，以获得梦的真实含义。

（3）阻抗（resistance）　自由联想时，在谈到某些关键问题时所表现出来的自由联想困难。阻抗的产生是由于无意识中的本能阻止被压抑的心理冲突进入意识层面。当自由联想接近潜意识的心理症结时，阻抗就自然发生作用。精神分析疗法耗时较长，其原因就是这种潜意识的阻抗作用。

（4）移情（transference）　在治疗过程中，来访者可能会把治疗者当做其心理倾诉对象或发泄的对象，即将治疗者看做是与早年心理冲突有关的某一人物，而将自己的情绪情不自觉地转移到治疗者的身上。治疗者作为移情的对象，可能被看做是热爱的人，对其表现为友好、亲切、依恋和温存，称之为正移情；也可能被看做是仇恨的人，对其表现出仇恨、愤怒、敌视等情绪，称之为负移情。移情可以帮助治疗者认识到来访者的心理症结，引导其讲出痛苦经历，了解来访者早期的精神创伤，有利于患者对症状的领悟。

（5）解释（interpretation）　是精神分析最常用的技术。解释是要揭示症状背后的无意识动机，将无意识之中的内容变成意识的，同时消除阻抗和移情的干扰，使来访者能领悟其身上存在的问题，重新认识自己，认识自己与其他人的关系，从而达到治疗的目的。解释应逐步深入，并在自由联想与释梦的基础上进行。

　　男性，36岁，商人。因"胆囊切除后症状群"而住院。患者感到肚子痛，但医生做了各种检查未见异常。在心理治疗期间，患者表现急躁、焦虑。让他慢慢回忆以往的生活经历：父亲患腹部癌症死去，死的时候才40岁，患者当时13岁。在叙述过程中，他突然"认识到"他的小儿子今年也是13岁。医生告诉他，他的病症叫"纪念性反应"，没有什么严重疾病。肚子痛是内心深处的心理创伤造成的，是表示对父亲的纪念，同时又把自己和父亲等同起来（也有一个13岁的儿子）。以后，腹痛逐渐消失，出院后追踪观察8年，腹痛未再出现。

二、行为治疗

行为治疗又称行为矫正或学习疗法，20世纪50年代开始得到广泛应用并迅速发展，行为疗法被称为心理治疗领域的"第二种势力"，是心理治疗发展史上第二个里程碑。行为治疗重视实验研究，其基本理论主要来自于行为主义的学习原理，包括以下三个部分：经典的条件作用原理、操作条件作用原理和观察学习理论。主要代表人物有巴甫洛夫、华生、桑代克、斯金纳和班杜拉。

（一）行为治疗的基本理论

1. 经典的条件作用原理

俄国生理学家巴甫洛夫发现食物和节拍器声音的结合，使狗听到节拍器的声音（条件刺激）后与狗看见食物（无条件刺激）后产生同样的反应——分泌唾液，也即形成了条件反射。但如果条件刺激多次出现，而没有无条件刺激的强化，这个条件反射也可以消退。

美国心理学家华生受到了他的影响，进一步用实验证明了人的行为，不管是正常的还是病态的，也可以通过"学习"而获得。他曾使一个9个月大的婴儿阿尔伯特对白鼠产生恐惧反应。实验开始将一只白鼠放在他的身边，他一点也不感到害怕；当他伸手要去玩弄白鼠时，实验者就在他的背后猛击铁棒发出不悦的声音，他表现一脸恐惧。2个月后，他已将此事淡忘，于是他们又开始对他重复这个实验，第一次敲打铁棒，他被吓得猛地一跳，扑倒在床上，脸深深地埋在床垫里。第二次，他跳起来扑倒在地，哭叫起来。这样的实验又进行了5～6次，阿尔伯特形成了对老鼠的完全恐惧式条件反射：老鼠一出现，婴儿就开始哭。同时，他几乎是立即转身，歪倒在那里，撑起四肢快速爬动，一直爬到试验台的边缘，用好大劲儿才将他抱住。更进一步的实验显示，阿尔伯特的这种恐惧反应又泛化到其他毛茸茸的东西（如兔子、狗、有毛的玩具及衣服上的毛领子等）身上去了。

从经典的条件作用原理可以得出以下结论：一是条件反射的形成和建立是形成特定的刺激-反应关系的过程；二是泛化，是人或动物把学习到的经验扩展应用到其他类似的情境中的倾向；三是消退，条件反射建立之后，若没有无条件刺激的强化，条件反应的强度会逐渐下降，直至不再出现，即发生了消退。

2. 操作条件作用原理

操作条件反应是斯金纳在发展了桑代克的"饿猫实验"基础上创立的。他设计了著名的"斯金纳箱"（图7-5），箱子可以让一只白鼠舒服地生活在其中，一面箱壁上有一根横杆，当老鼠碰巧按下横杆时，一粒饲料就会自动落在食盘中，且有设备可以记录老鼠按下横杆的总数和时间间隔。"饿猫实验"和"斯金纳箱"实验都是操作性条件反应的例子。操作性条件反射是指先由动物做出一种操作，然后再受到强化，使受到强化的操作反应概率增加的现象。在操作性条件反射中，反应不是受到刺激的作用，而是受行为结果的影响，这是与经典条件反射的不同之处，也被称为强化，强化是指使用某种事物或某个事件来使特定的行为或反应发生的可能性提高的过程。

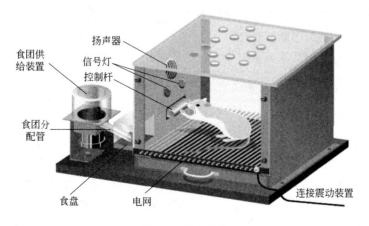

图 7-5　斯金纳箱

操作性条件反射有如下类型。

（1）正强化　是指呈现一个愉快刺激以提高一个反应发生的概率。如表扬、奖励、微笑、奖金等。见表7-10。

表 7-10　强化与惩罚的区分

区别点	正强化	负强化	Ⅰ型惩罚	Ⅱ型惩罚
行为变化	行为被增强	行为被增强	行为被减弱	行为被减弱
呈现或消除刺激	呈现愉快刺激	消除厌恶刺激	呈现厌恶刺激	消除愉快刺激

（2）负强化　是指撤销一个厌恶刺激以提高一个反应发生的概率。如学生认真上自习，老师就不布置家庭作业，见表7-10。

（3）惩罚　是指凡是能够减弱行为或者降低反应频率的刺激或事件。见表7-10。

① Ⅰ型惩罚：通过呈现厌恶刺激来降低反应频率。如批评、训斥、罚站等。

② Ⅱ型惩罚：通过消除愉快刺激来降低反应频率。如不许看电视、不能外出等。

（4）消退　是指由于没有得到强化，个体的反应强度下降的各种情况。

3. 班杜拉的观察学习理论

班杜拉认为行为主义的刺激-反应联结理论无法解释下面的观察学习现象：为什么个体会出现新的行为；为什么榜样的行为可以在没有强化的情况下获得；为什么在观察榜样的行为数天、数周、数月以后才会出现类似行为。为此班杜拉提出了社会学习理论，他认为，通过操作性条件作用的塑造程序，可以形成各种社会行为，但个体也可以通过观察他人的行为而习得新的反应，这就是观察学习。个体在观察学习时，向社会环境中的个体和团体行为学习的过程就是模仿。

（二）行为治疗的基本过程

董经武将行为治疗的实施过程分为以下几个步骤。

① 了解来访者现有问题行为及其原因；

② 分析、辨别并确定目标行为；

③ 分析关键的不良行为的构成层次；

④ 在治疗前，观察来访者不良行为发生的次数并确定基数；

⑤ 注意在引起反应的行为中，有哪些新的行为出现或改变；

⑥ 有无有意义的行为不断出现；

⑦ 着眼于调节行为的后果或着眼于新行为的习得。

（三）行为治疗的主要方法

1. 放松训练 （relaxation training）

这是按照一定的练习程序，学习有意识地控制或调解自身的心理生理活动，以减低机体的唤醒水平，调整因紧张刺激而紊乱了的功能。放松训练的方式有很多，如渐进性放松、想象性放松、深呼吸放松法等，我们主要给大家介绍比较简单易学的渐进性放松。

让来访者采取舒适的卧位或半坐位，按照身体从上到下的顺序（手臂→头部→躯干部→腿部），逐渐对身体各部位的肌肉进行放松训练：集中注意→肌肉紧张→保持紧张（5～10秒）→解除紧张→肌肉松弛，体验松弛的感觉，同时治疗者应给予适当的语言指导。如此反复进行，可达到放松的目的。

2. 系统脱敏疗法（systematic desensitization）

这是将导致焦虑、恐惧及其他强烈情绪反应的刺激逐渐分次呈现在来访者面前，并通过事先习得的放松技术来对抗这种情绪状态，从而达到消除不良情绪的目的。适用于治疗神经症，尤其是许多与焦虑反应相联系的行为障碍，是临床常用的治疗技术之一。具体治疗步骤如下。

（1）放松训练　让来访者进行肌肉放松训练，每日 1～2 次，每次半小时，如来访者能很快使全身肌肉进入松弛状态时，即可进入下一步治疗。

（2）制定焦虑（或恐惧）等级表　根据来访者报告的焦虑（或恐惧）的事件及其主观感受，按照焦虑（或恐惧）程度由小到大的顺序将焦虑（或恐惧）事件进行排序。

（3）脱敏训练　逐步按上述等级进行脱敏训练，从等级表中最低的焦虑（或恐惧）事件开始，让来访者用习得的放松技术来抵抗焦虑（或恐惧），直到不再焦虑（或恐惧），可进行下一个等级事件的训练，循序渐进，直到完全消除焦虑（或恐惧）情绪。

3. 满灌疗法（flooding）

满灌疗法又称为冲击疗法，是将来访者直接暴露在能唤起其强烈焦虑（或恐惧）的刺激情景中，使情绪反应达到极限，如果没有真正可怕的事情发生，焦虑、紧张就会明显减轻。一般情况下，患者只要能坚持 2h，症状就会明显减轻，因此要尽力劝说患者坚持。治疗时应严密观察，防止出现过度的心身反应。适用于治疗恐惧症、与焦虑有关的障碍、强迫性障碍、创伤后应激障碍等。

4. 厌恶疗法（aversion therapy）

厌恶疗法也可叫惩罚疗法，是采用厌恶性或惩罚性的刺激，通过直接或间接想象，来减少或消除不良行为。应用厌恶疗法时应注意以下几点：厌恶刺激要引起足够的痛苦水平（尤其是心理上的）；厌恶刺激在不良行为发生时始终存在，直到不良行为彻底消除为止；要随时进行鼓励强化，并以患者自我控制为主。常用的厌恶刺激有电刺激、药物刺激、想象刺激、其他刺激（例如橡皮筋、憋气、噪声等），常用于治疗酒瘾、烟瘾、贪食、吸毒与性变态等。

5. 正强化与消退法（positive reinforcement and extinction）

根据操作条件反射理论，在来访者出现适应良好的行为时即给予奖励，这种行为在同样的环境条件下就会持续和反复出现，即正强化。其中代币法是使用有形的可以得到实物奖励的正强化的方式之一。代币是指通过给来访者一定数量的代币筹码来奖赏其适应性行为，一旦出现这些适当的行为就可以获得筹码，并用这些筹码来换取自己需要的东西或者得到一些享受。消退法是对不适应的行为不予注意，不给予强化，使之逐渐减少或消失。

6. 示范法（modeling）

根据班杜拉的观察学习理论，向来访者呈现一定的行为榜样（如真实的人、影视模型），通过观察他人的行为和行为后果，模仿学习新的行为。

三、认知治疗

认知治疗（congnitive therapy）是 20 世纪 50 年代发展起来的，它是根据认知过程影响情感和行为的理论假设，通过认知和行为技术来改变来访者的不合理认知的一种心理治疗技术。早期的行为治疗只注意来访者的外部行为，不管内心体验和认知的变化，由于内心认知没有改变，一遇到机会，还有可能复发。认知治疗认为来访者的心理问题是由于在错误的前提下对现实误解的结果，错误的前提导致有缺陷的学习，最后导致错误的认知，治疗者应帮助来访者解除错误认知，学会用现实方法进行思考。认知治疗重视来访者认知方式的改变，也同时进行不良行为的矫正，最终达到认知-情感-行为三者的和谐。1962 年，埃利斯（A. Ellis）创立的合理情绪疗治疗就是其中典型的代表。治疗过程中，治疗者要和来访者的"不合理信念"辩论。

1. 合理情绪治疗的基本理论

合理情绪治疗（rational-emotive therapy，RET）的基本理论主要是 ABC 理论，在其理论模式中，A 是指诱发性事件（activating events），B 是指个体对诱发事件的看法、解释和评价，即信念（belief），C 是指特定情景下个体的情绪和行为反应的结果（consequence）。

通常认为情绪和行为反应是直接由诱发事件引起的，即 A 引起 C，而 ABC 理论则认为 A 只是 C 的间接原因，B 个体的信念才是引起人情绪及行为反应的直接的原因。合理信念会引起个体适当的情绪和行为反应，而不合理的信念则引起不适当过度的情绪和行为反应。不合理信念是产生问题行为和情绪障碍的主要原因。不合理信念有如下三个特征。

① 绝对化要求：以自己的意愿为出发点，认为某时间必定会发生或不会发生的信念。常与"必须"、"应该"等词联系在一起。

② 过分概括化：根据某一具体事件或局部言行对自己和他人进行整体的评价。是一种以偏概全的不合理思维方式，包括对自己和对他人的评价。一旦有一次失败或差错，就会认为自己"一无是处"或"一文不值"，或者认为他人很差劲。

③ 糟糕至极：认为不好的事发生将是非常可怕和大难临头的想法。这种想法会使个体陷入耻辱、自责、悲观、绝望的情绪中，感到无法接受这种现实，无法忍受这样的情景，想法就会走向极端。

2. 合理情绪治疗的基本过程

第 1 步，指出思维方式、信念是不合理的，讲清楚不合理的信念与他们的情绪困扰之间的关系。

第 2 步，指出情绪困扰之所以延续至今，是由于现在他们所存在的不合理信念所导致的。

第 3 步，通过与不合理信念辩论（disputing irrational beliefs）等治疗技术的运用，帮助来访者认清其信念的不合理，放弃不合理的信念。

第 4 步，帮助来访者以合理信念代替不合理信念。

基于以上的治疗过程，埃利斯将治疗中有关因素归纳为 ABCDE 治疗模式，即诱发事件→信念→结果→辩论→效果。

3. 合理情绪治疗的技术方法

（1）辩论法 治疗者大胆地、毫不客气地对来访者持有的对自己、他人及周围环境的不合理信念进行挑战和质疑，以改善或动摇这些非理性信念。此方法对于有一定文化知识和反省能力的人十分有效。

（2）角色扮演法 让治疗者扮演来访者，为不合理信念进行辩护，让来访者扮演治疗者进行反驳和质疑。来访者通过寻找理由和证据进行反驳的过程，为自己建立新的合理信念提供了依据和材料。

（3）合理的情绪想象技术 其步骤是：①让来访者在想象中进入会引起他困扰的情境，体验在这种情境中的强烈情绪反应；②帮助来访者改变这种不适当的情绪反应并体会适度的情绪反应；③停止想象，让来访者讲述他怎么想就使自己的情绪发生了变化，此时治疗者要强化来访者新的合理信念，纠正不合理信念。

（4）认知的家庭作业 合理情绪治疗不仅需要治疗者的努力，更需要来访者本人的努力。治疗不仅限于在面谈中进行，还要延续到面谈以外的其他时间。为此，需布置认知家庭作业，以促进来访者更好地掌握会谈的内容，学会自己与自己的不合理信念进行辩论，直至以合理信念代替不合理信念。

案例

下面一段对话就是治疗者帮助来访者纠正不合理信念。

来访者：所有人都比我能干。

治疗者：所有人？你单位里所有人都比你强？

来访者：啊，也许不是。有的人我不太了解，但是我的老板肯定比我强。他好像非常明白事情是怎么进行的。

治疗者：注意！现在我们从"所有人都比你能干"变成了"老板比你强"。

来访者：我猜测也就是老板比我强。他好像在这个领域很有经验，任何事情都可以处理得很好。

四、来访者中心治疗

来访者中心治疗（client-centered psychotherapy）由美国心理学家卡尔·罗杰斯（Carl Rogers）以人本主义理论为基础于20世纪40年代创立。

1. 来访者中心治疗的基本理论

（1）人具有主观性、实现的倾向及善的本性 罗杰斯认为每个人都具有主观性，对现实有独特的主观认识。同时具有实现的倾向，人类的发展是朝着自我实现的方向迈进的，心理咨询和治疗应与人的这种自我实现的天性保持一致。他还认为，人的善（如诚实、善良、忠诚等）的特性是与生俱来的，而某些恶的特性则是由于自我防御的结果而非出自本性。

（2）自我和自我概念 通俗地说，自我就是一个人真实的自我；而自我概念则是一个人对自己的知觉和认识。自我概念并不是总是与一个人自己的体验或机体的真实的自我相同。自我不和谐是导致焦虑和自我防御的主要因素。而自我不协调是由于条件性积极关注所致。当个体以价值条件化形成自我概念后，歪曲的、不准确的自我概念使个体不能准确地感知其经验。当一个人由于经验与自我概念不一致而被拒绝的经验越多，自我概念和现实之间的鸿沟就会变得越宽，个体感觉到的焦虑就越严重。

2. 来访者中心治疗的基本方法

罗杰斯认为，心理治疗是一个过程而不是一套技术，心理治疗只是"能促进他人学习"。来访者中心治疗是让来访者处于治疗的中心位置，依靠调动来访者自身的潜力来解决自身的问题。他相信个体实现倾向和积极成长的巨大推动力，也相信个体有能力引导、调整和控制自己，发现自我概念的不和谐和价值条件的不真实，抛弃不真实的价值条件，实现自我概念的和谐统一。他提倡的是"非指导性治疗"，治疗者的任务不是教育、指导和训练，而是创造一种有利于促进来访者成长的心理氛围。在这种氛围下来访者就能进行自我探索和自我理解，放弃原有的价值条件，改变自我概念。要创造这样的一种氛围，就要做到以下几点。

(1) 无条件积极尊重与接纳　是指治疗者不加任何条件地接受、赞同来访者。不论来访者的情绪和思维多么混乱和不合理，治疗者都要始终对其表示理解与关注，使来访者逐渐学会以同样的态度对待自己，减少来访者否认、歪曲的经验，能认同和体验自己的即时情感和经验。

"无条件"是指对来访者不加批判地接受，禁止对来访者做任何的道德评价和贴标签，只把来访者作为一个"人"予以接受。

"积极"是指治疗者要善于发现来访者内心的积极成分，相信他们有自己指导的能力。治疗者的作用是帮助来访者自己发现问题、解决问题，不替来访者做决定，不替来访者承担责任。

"尊重"是指在交谈过程中始终保持对来访者的尊重。

(2) 共情式的理解与交流　治疗者要站在来访者的角度考虑问题，理解来访者所反映的情绪和认知信息。共情的态度与理解通过两个方面表示出来：一方面是非言语性行为，治疗者要善于运用自己的身体语言，如身体姿势、面部表情、语气语调及与来访者的目光接触等，表达对来访者的共情与理解；另一方面在交谈中要充分理解来访者的言谈话语，不仅要理解其表层含义，还要能挖掘其深层次的含义。治疗者借助于对来访者的共情式反应，引导来访者进行自我探索、自我认识。另外，治疗者对来访者的深刻理解，能促进来访者对治疗者的信任，有利于治疗关系的进一步深入。

(3) 真诚地交流　治疗者应言行一致、表里一致，不必隐藏在自己的专业角色的背后。以真诚的态度，自然流畅的语言（不受某些规则和技术的限制），表达对来访者消极体验的理解，帮助其深化自我探索和自我认识。

五、森田疗法

森田疗法（Morita therapy）是由日本精神科医生森田正马教授于 20 世纪初创立的一种治疗方法。它主要用于治疗神经症。

从"神经症患者"到"精神科医生"的森田正马

森田正马6岁时在佛教寺院里看到地狱画图，感到恐惧，开始担心生死问题。平时身体虚弱，16岁以后时常感头痛、心率快、容易疲劳，对自己的健康担心，有各种神经衰弱症状。中学时期曾患伤寒，学习骑自行车。有一次白天骑车很累，夜间突然发生心动过速、全身颤抖，有强烈的死亡恐惧，请来医生打针后症状才消失。以后经常发作，一直到大学毕业。在高中和大学期间，被诊断为神经衰弱，不断服药。有一次家中因一时疏忽忘记寄钱给他，他抑郁、气愤，想到了死，遂放弃一切治疗，任其寿终正寝。结果却出乎意料：神经衰弱的各种症状逐渐减轻，悄然而愈。因此，他悟到以前的病是假想出来的，根本就没有病。以后在为神经衰弱患者治疗的过程中，结合自己的亲身经验，创立了自己的理论和方法——森田疗法。

1. 森田疗法的基本理论

（1）神经症的发生机制　森田正马认为神经症的发病基础是患者具有先天的疑病素质，在疑病素质的基础上，在特定的情景下，可以发生某种神经症。

（2）生的欲望　具有疑病素质的人生存欲望强，希望自己身体健康，但他们的内省力也强，常为自己的健康状况、生命安全和精神安宁担心。

（3）精神交互作用　他们把一般人在某些场合可能发生的感觉（如紧张时的心悸、用脑过度后的头晕）误认为是疾病的症状而紧张、恐惧，注意力越集中在这些"症状"上，感觉就会变得越敏锐，"症状"也就越严重，形成恶性循环，森田正马称之为精神交互作用。

2. 森田疗法的主要方法

对神经症的治疗原则，其要点在于陶冶疑病素质和破坏精神交互作用。要达到这个目的，就要做到"听其自然"，对患者的苦闷、烦恼情绪不要劝慰，听其自然，发展到定点，也就不会感到苦闷了。要求患者对症状首先要承认现实，不必强求改变，听其自然。对于一些症状较重的神经症患者，"听其自然"有时很难实现，为此，森田设计了一个隔离住院疗法。简述如下。

首先要向患者介绍神经症的发生机制，告诉他们没有严重疾病，消除他们的担心和顾虑，住院治疗分为四期。

（1）绝对卧床期　此阶段要求患者安静卧床4～7天，除了吃饭、如厕外，其余时间不得下床活动。会客、谈话、吸烟、读书写字等各种可以分心的方法均被禁止，患者直接面对焦虑，各种"症状"加重，持续一段时间后，患者逐渐接受了焦虑，与焦虑融为一体。

（2）轻作业期　仍然禁止各种娱乐、交际活动，每天卧床7～8h，持续3～7天。可以参加一些较轻的体力活动，如打扫、浇花等。后期开始写日记，不写关于疾病的问题，仅记录每天做了什么，有什么体会。医生每天检查日记并加以评价，引导患者避开对"症状"的注意，关心外界活动。

（3）重作业期　继续禁止会客、娱乐，让患者参加一些较重的体力劳动，如砍柴、种菜等，持续3～7天，使患者渐渐对劳动感到有兴趣。与其他病友一起劳动，互相不谈自己，以促进其养成注意外界活动的习惯。继续每天记日记。

（4）生活锻炼期　可以外出参加实际生活和工作，晚上回院居住写日记、谈体会，为出院做准备，持续 1～2 周。

隔离住院的目的是使患者对精神自然活动及其演变有实际的体会，消除以前对病的臆断和误解，达到心理的"自然流动，无所经心"的状态。

门诊患者也可用同样的原理劝其改变对症状的态度，但需要较长时间。

六、支持性心理治疗

支持性心理治疗（supportive therapy）又称一般性心理治疗，是以"支持"为主的心理治疗方法，是其他各种专门的心理治疗的基础。任何人得了病不论是躯体的还是心理的，都需要别人的理解与帮助，此时医生的安慰与支持，将起到很好的效果。该方法主要特点是：根据患者的具体情况，给以情感上的安慰和支持，消除他们对病的误解和疑虑，鼓舞他们生活的勇气，加强其心理防御能力。一般不触及疾病以外的烦恼，不揭露患者内心的矛盾和冲突，没有特殊的技巧和方法帮助患者解除其病态行为。支持性心理治疗的基本方法介绍如下。

（1）倾听　治疗者要认真倾听患者的叙述，详细了解病史，使患者感到治疗者在认真关注他们的痛苦，以消除疑虑，产生信赖。倾听不仅是用耳朵听，更要用心去感受，不但要听懂患者通过言语、行为所表达出来的东西，还要听出患者的言外之意。同时治疗者还要积极参与患者的叙述，给予适当反应。

（2）解释　解释是解疑释惑。根据所掌握的资料向患者分析解释其心理、躯体问题的性质和程度、产生原因、影响因素等，说明消极的情绪和应对方式对个体的危害。解释时对医学术语要解释清楚，以免引起误解。如"自主神经功能紊乱"、"大脑皮质功能失调"等术语如解释不到位，就有可能引起患者的疑虑与恐惧。

（3）鼓励与支持　当患者出现各种情绪低落、自卑、绝望时，治疗者要及时地给予鼓励、安慰、同情和支持。使患者充分发挥其主观能动性及治愈疾病的潜在能力，增强其克服困难及治疗疾病的信心。但鼓励和支持也要适度，留有余地，对某些患者，不适度的鼓励和支持可能培养并加重患者的退行和依赖性。如因对自己要求过高而出现精神高度紧张的神经衰弱患者，支持其积极的学习、工作态度，安慰其各种神经衰弱症状，无疑会加重患者的病情。

（4）保证　保证是指充分利用治疗者在患者心中的影响力取信于来访者，使其对某事建立起信心。对确保不会有不良后果的病和症状，或短期内有把握治好的病，治疗师应以事实为依据，以坚定不移的口气，向来访者提供保证。但保证也要慎重，留有余地。否则，保证的情况和现实明显发生矛盾，会加重患者的恐惧，降低治疗者在来访者心中的地位，进而影响对疾病的治疗。

（5）指导与建议　指导是治疗者对患者提出的直接劝导，而建议则是由患者根据治疗者所提供的各种资料自己做出合理的选择和决定。患者对自己的疾病常有很多问题或疑惑，治疗者应从专业的角度为患者提供各种相关信息，给出合理的指导和建议。

（6）环境的改变　对有些患者来说，环境是心理问题的重要原因，矫正心理偏差就必须重视环境的改变。治疗者要改变的不是社会大环境，而是患者的微观环境，如家庭环境与关系、亲友关系、周围事件等。

（7）宣泄　患者将其郁积已久的情绪烦恼与变态行为倾诉给治疗者的过程。这是一种发泄痛苦的形式，能给人以极大的精神解脱，使人感到由衷的舒畅和轻松。因此，在治疗中，治疗者应适时地鼓励患者进行情感宣泄。

七、暗示疗法

暗示治疗（suggestion therapy）是治疗者通过一定的手段，调动患者的积极因素，消除或缓解疾病症状的一种方法。

1. 暗示的原理

暗示的机制尚未完全明确，但可以肯定的是，暗示的确能引起机体产生明确的生理和心理反应。临床上有很多采用暗示疗法治愈疾病的例子。

>〖知〗〖识〗〖链〗〖接〗
>
> **暗示引起机体发生生理反应**
>
> 　一个人走进冷藏间，无意被关在里面。开始他并不在意，也并未感到寒冷，后来当他抬头看到"冷库"二字时，顿时心里紧张起来。一种死亡的威胁笼罩在他头上。他越想越怕，越想越冷，最后蜷缩成一团，在惊恐中死去。其实，车间的冷冻机并未打开，寒气远不能置人于死地。他完全是由于自我暗示的作用，因恐惧而导致肾上腺素急剧分泌，心血管发生障碍，心功能衰竭导致死亡。

>〖知〗〖识〗〖链〗〖接〗
>
> 　英国著名心理学家麦独孤在临床的应用堪称独步，声誉斐然。在第一次世界大战期间，英国前线战场上流行着一种因受炸弹爆炸的惊吓而患的心理恐惧症——"弹症病"，患者畏光、畏声，浑身绵软无力，严重者会出现四肢瘫痪。此病无药可治，且在参战人员中蔓延较快，令英国当局非常头痛。这时，麦独孤参加了战时治疗，经了解后他发现这是一种"心病"，于是凭借以往的社会声望成功地进行了暗示心理疗法。他用笔在下肢失去知觉的士兵膝盖以下若干寸的地方画了一圈，然后以毋庸置疑的口吻告诉求治者，明天线圈以下部位一定恢复正常。由于当时这位医生的名望非常高，所有的患者对他说的话都很信服。于是第二天，这个士兵果然恢复了知觉。这样日复一日地提高画圈的位置，直到士兵痊愈。

2. 暗示性的测试

暗示性的测试方法有很多，这里仅介绍几种简单的方法。

（1）嗅觉法　用事先准备好的三个装有清水的试管，请来访者分辨哪个装着水，哪个装着醋或酒。分辨不出的给 0 分，分辨出一种的给 1 分，分辨出两种的给 2 分。

（2）平衡法　嘱来访者面壁而立，双目轻闭，治疗者低调缓慢地说："请你几种注意力，尽力体验你的感觉，你是否感到有些站不住了，是否感到前后或左右摇晃？"停顿 30s，重复问话三次后，请来访者回答。如感到未摇晃者给 0 分，轻微摇晃者给 1 分，明显摇晃者给 2 分。

（3）手臂法　要求来访者闭眼平伸右手，暗示它越来越沉，往下落。30s后，下落不明显者给0分，下落2～5寸（1cm＝0.3寸）者给1分，下落5寸以上者给2分。

3. 暗示疗法的常用方法

暗示的方法多种多样，有言语暗示、药物暗示、行为暗示、针灸暗示、仪器暗示、手术暗示等。只要暗示的方法使患者对治疗的效果坚信不疑，就可采用。因此，具体的暗示治疗方法可以说是无限的。

（1）言语暗示　言语暗示是指治疗者通过语言的形式，将暗示的信息传达给来访者，从而产生影响作用。如看到患者精神状态比较好，就暗示说："看来治疗效果不错，你的气色越来越好。"话虽简短，但患者听了感到亲切愉快，能调动其积极性更好地配合医生的治疗。

（2）药物暗示　指给来访者使用某些药物，利用药物的作用而进行暗示。安慰剂治疗也是一种药物暗示。药物暗示往往需要结合言语暗示来达到治疗目的。如静脉注射10%葡萄糖酸钙，在来访者身体发热的同时，给予积极的言语暗示来治疗癔症、哮喘、心动过速、过度换气综合征等心身障碍。

（3）行为暗示　也称为态势暗示，是指暗示者通过自身的动作、姿势以及讲话的音调、节奏等把暗示信息输送给被暗示者，从而引起被暗示者积极的反应，实现暗示者的目的。行为暗示含蓄、委婉、明确，又可以避免用语言文字表达所带来的难以避免的副作用。

如2003年SARS（非典）流行时，许多住院患者由于心理压力过大而导致了疾病的加重或死亡。在心理干预方面，专家们总结出了最能对患者产生鼓舞作用的四种表达方式：①轻轻拍肩；②扶肩说话；③向患者伸大拇指；④向患者打"V"手势。前两个动作可以拉近和患者的距离，表明医护人员并不害怕他们疾病的传染，而且把他们当作亲人、朋友。向患者伸大拇指，表示患者情况良好，这有利于稳定患者情绪，增强患者战胜疾病的信心。医护人员要离开病房时，可以向患者打一个"V"手势，等患者有表示回应时再转身。临床总结显示：有92%的患者当医护人员轻轻地拍打他的背时，产生了非常强烈的正面感受，他们表示，医护人员的触摸像一股暖流、一道激光、一束射线，把SARS病毒驱走了。就是光用眼神和大拇指，也有71%的患者当天就增加了食欲（引自王明旭等．突发公共卫生事件应急管理．军事医学科学出版社．）。

（4）环境暗示　是指通过人为设置的环境，创造有针对性的氛围，可以加强意思表达，增强患者的自信心。这种暗示温和、令人无法抗拒，能够激励患者朝康复的方向努力。

（5）治疗经验暗示　对神经官能症患者，护理人员可特意炫耀某主治医师的治疗经验，这种暗示，既能增强患者对医生的信任，也能增强患者的自信心。

> 　　患者女性，18岁，患皮肤疣5年。一般治疗效果不好。疣生长快，脸上、身上布满针头大小的疣体。臂上有5个较大的。在引导患者进入较深的催眠状态后，医生告诉她："你的下意识心理有能力控制对全身任何部位的血液供应。现在我要你停止对身体皮肤上每一个疣的血液供应。"这样重复了3次后叫醒患者。患者醒后感觉良好。以后每周进行一次，疣的数量明显减少，2个月内完全消失。随访3年，疣未再出现（转自R. Totman，1979）。

■ **思考题**

1. 如何为来访者进行心理评估？
2. 心理咨询和治疗应遵循哪些基本原则？

（许　燕）

第五节　各类患者的心理护理

【引导案例】 ▶▶

李××，女，42岁，因咳嗽、胸痛、痰中带血入院治疗。当患者得知自己确诊为肺癌后，极度恐惧、悲伤、绝望，拒绝接受医护人员的治疗和护理，不愿见任何人。试分析该患者当时的心理状态。

【案例分析】 ▶▶

对于癌症患者，除对症治疗护理外，患者在病程中会遇到各种心理问题。大部分患者面对死亡会表现出愤怒、抑郁等不良情绪及自杀倾向。一般的技术护理是固定的，而心理护理则是以不同人群，不同文化背景，不同的社会境况及不同个性素质，因人而异提供不同层次的个性化的心理护理。

一、儿科患者的心理特点与心理护理

儿童患者的年龄分布比较广，从出生到12岁。包括婴儿期（0～3岁），幼儿期（3至6～7岁）和童年期（6～7岁至11～12岁）。儿童在不同阶段的心理发育不一，因此，不同阶段儿童年对疾病的心理反应也不一样。

1. 儿科患者的心理特点

（1）婴儿期患者的心理特点　婴儿期患者除了因疾病造成的不适而哭闹不止外，其心理活动的能力也十分有限。患儿表现出来的对母亲的依恋、"皮肤饥饿"等心理现象，并非是他们在疾病过程中特有的心理活动，所有的患儿离开母亲都会产生分离性焦虑和恐惧。在医院，患儿可能因病情不允许或其他原因使母亲不能陪伴，患儿会因母亲或照顾者的离开感到不安而产生恐惧，对陌生人的出现感到紧张和焦虑，表现为哭闹、烦躁、不安、孤独、食欲缺乏等。

（2）幼儿期患者的心理特点　随着个体自我意识的增长，当患儿有了主体与客体的概念后，便逐渐开始了自我保护意识。但此时疾病对他们所产生的健康危机的影响比较抽象，比较模糊，所以他们因疾病而产生的心理活动也比较单纯。因此患儿的心理反应主要表现为焦虑、恐惧、反抗和依赖性增强。幼儿期患者同样容易产生与母亲分离的焦虑和对陌生环境、陌生人，疾病和各种治疗性疼痛的恐惧，有的患儿甚至拒绝治疗、逃跑等。部分患儿在住院期间可出现依赖性增强，行为退化，自己过去能做的事情也不愿去做，完全依赖父母和护理人员，尤其是独生子女，患病后家长更是有求必应，更加强化了患儿的依赖心理。

（3）童年期患者的心理特点　童年期患者自我意识进一步发展，他们开始懂得关注自己疾病的预后，重视自己的健康问题，会根据自己的疾病知识做出各种推测，担忧未来等。患儿因疾病产生的心理活动也逐渐地复杂起来。但是多数童年期患儿的心理活动仍然围绕自己与疾病这个中心，特别是一些年龄比较大的患儿，因患慢性疾病，长期住院或有可能预后比较差的患儿，容易产生抑郁情绪。另外，童年期患者对疾病和本身身体的认识缺乏，常常忧虑自己是否会变成残废或死亡，因而产生对住院和治疗的恐惧。

2. 儿科患者的心理护理

（1）婴儿期患者的心理护理要点

① 鼓励母乳喂养：通过母乳喂养可以促进母子在感知觉和情感方面的沟通，使患儿获得安全感，有利于患儿神经系统的发育和健康情感的发展。因此，在护理此期患儿时，应对暂时不能进行母乳喂养的患儿，护理人员应抱着喂奶和多给抚触。

② 根据患儿心理发展特点，提供有针对性的护理和训练：为患儿创造一个温暖和有适当刺激的环境，以促进婴儿期患者感知觉、动作和语言的发展。通过给予适当的感观信息，既可使患儿获得直观的感知觉经验，又发展了的智力。如在病室内悬挂色彩丰富图片、可活动的玩具等。

③ 关注患儿的情感需要：此期的患儿对情感的需要十分迫切，他们需要陪伴、玩耍、爱抚和情感交流等。因此护理人员要以爱抚式的护理方式护理患儿，在打针、发药、治疗等护理活动要注意患儿的情感需要，多争取时间亲近患儿。

④ 减少患儿的分离焦虑和皮肤饥饿感：护理人员应尽量不使患儿与母亲分离，建立母亲陪护制度。如果无母亲陪伴的患儿，护理人员应承担起母亲角色，尽可能为患儿提供母爱，经常与患儿交谈、玩耍、抚摸、抱抱等，一般可采取全身搂抱及抚摸背部、上肢、头等满足患儿皮肤的需要。

（2）幼儿期患者的心理护理要点

① 适当开设幼儿游戏：游戏是幼儿期的主要活动，可使住院患儿的生活充满愉快的情趣。在不影响患儿病情、休息和睡眠的情况下，应在患儿每日的生活日程中适当安排一些游戏活动。以消除患儿对住院各种事物的反感，减少对陌生环境的恐惧和不安。

② 减轻患儿的恐惧感：护理人员应耐心向患儿介绍同病室的其他患儿和住院的生活安排，减少其对陌生环境的焦虑情绪，使患儿对新伙伴和环境有所了解，同时护理人员在各种检查或治疗前，应向家长和患儿解释清楚，减轻他们的不安并取得合作。

③ 熟练应用幼儿的沟通语言：此期是幼儿口头语言发展的关键时期，护理人员应了解幼儿惯用的词汇、表达需要和要求的特殊方式。护理人员应熟悉患儿面部表情、态度、动作、语调等变化提供的信息，同时也要熟练应用自己的非言语语言对患儿进行积极的影响。

④ 正确对待幼儿独立的愿望：幼儿期是培养生活习惯自主的时期，应为患儿提供机会做决定并加赞赏和鼓励。如让患儿自己穿衣、吃饭、大小便等，使其能力得以增长，并体验独立的乐趣。

（3）童年期患者的心理护理要点

① 提供患儿学习的机会：在患儿的日常生活安排中，应根据患儿的病情适当安排学习和娱乐活动，应有教师指导其学习和娱乐，减少患儿对可能落后于他人的担心，特别对住院时间比较长的患儿，同时通过学习，培养孩子的学习态度和学习习惯，可帮助患儿出院后能够很快地适应学校生活。

② 耐心解释和灵活掌握制度：在医院建立必要的规章制度以保证患儿的安全，以减轻

患儿住院的心理压力，创造条件使患儿有活动的机会。但必要时应灵活掌握。在进行各种检查和治疗前，护理人员应耐心解释，简单讲解疾病知识、治疗检查目的和过程，在做有关教育和指导时要注意照顾到患儿的自尊心，多给予正性的鼓励。

二、孕产妇的心理特点与心理护理

注重个体的心理健康，应从胎儿开始。注重胎儿的心理健康，就是注重妊娠母亲的心理健康。孕妇的营养状况、心理状况、行为习惯、生活环境等多会对胎儿的生长发育造成一定的影响。

1. 孕妇的心理特点

① 孕早期的心理特点为惊讶、矛盾、易激动，这一时期要多让孕妇去接触美好事物，想能让自己高兴的事，去憧憬，实在忍不住要发火时，周围的人应予理解、宽容、接受。

② 孕中期的心理特点为高兴、自豪、出现"筑巢反应"，周围的人应理解和支持。

③ 孕晚期的心理特点主要是对分娩的期待与恐惧，做好分娩知识及育儿的宣教是重点。

2. 孕妇的心理护理要点

（1）孕妇应情绪稳定、心情愉快　孕妇情绪波动会影响内分泌，减少脑的供血量，从而影响胎儿的发育。情绪过度紧张的孕妇可能引起胎儿相应的心身发育问题及缺陷，如腭裂、唇裂、发育迟缓、智力低下等。情绪不稳定的孕妇发生难产的机会较高，长期处于忧虑的孕妇，常会引起早产。因此，为了后代的身心健康，孕妇一定要情绪稳定、心情愉快，以积极乐观的态度对待妊娠，遇到令人不愉快的事应冷静对待，多接触美好的事物，如听音乐、观赏花卉等，保持良好的心理状态。

（2）孕妇应合理营养、增强体质　孕妇的营养应丰富、合理，要保证提供胚胎发育所需的一切高蛋白低脂肪与多种维生素以及钙、碘等，确保胎儿大脑正常发育。研究证明，孕妇营养不良和营养过剩均可影响胎儿正常发育，特别是智力的发育。

（3）孕妇应避免不良因素的影响　孕妇吸烟可使胎儿缺氧，饮酒可使胎儿中毒，从而会影响胎儿身心健康。不少药物如四环素、某些抗癫痫、抗精神病药、链霉素、卡那霉素等均可影响胎儿发育，造成畸形。孕妇妊娠 2～6 个月时受 X 线辐射也会影响胎儿发育造成畸形。因此，孕妇应避免烟、酒、药物等各种不良因素的影响，保持良好的行为习惯。

（4）孕妇应积极实施胎教　可通过"抚摩法"及"听觉训练法"对胎儿实施胎教，为婴儿生长发育创造良好的外部环境。研究证明，胎儿虽然深居母腹子宫中，但对外界也有所反应，如第 6 周的胎儿已会活动，第 10 周的胎儿压觉、触觉感受器已形成，第 28 周，胎儿听到音响时心跳会加快。胎教还可唤起孕妇轻松、愉快的情绪，从而影响胎儿的发育。实践证明，经过胎教的胎儿，一般说话较早、注意力集中、反应敏捷、记忆力比一般婴儿强。

三、癌症患者的心理问题与心理护理

在人们的心理，癌症的概念已与"逐渐走向死亡的过程"联系在一起，一旦被确诊为癌症，这个坏消息，给患者和家属的打击是巨大的，有的人会失声痛哭，有的人沉默不语，只有少数人能保持镇定。作为护理人员要做的是尽量降低坏消息对患者产生的负面影响，帮助患者在身体遭受疾病时保持健康的心理，以科学的态度对待疾病，增强最终战胜疾病的勇气和信心。

1. 癌症患者的心理问题

当突然得知自己身患重病时，人们会出现什么样的心理反应呢？一般分为心理休整期、心理冲突期、退让和重新适应期。

（1）心理休整期 当突然被确诊患有癌症时，人们的第一反应往往茫然失措，不知该做什么，有时出现与现实分离感，觉得一切发生在梦中，自己是一个旁观者。"不相信"、"持否认态度"，此阶段可能持续数天或数周。

（2）心理冲突期 此期的特点是思维混乱，无法集中注意力、紧张、抑郁、恐惧，不知如何面对现实，出现丧失感、无助感。

（3）退让和重新适应期 随着时间的推移，患者不得不接受患病现实，进而开始改变原来的生活工作计划，调整自己的心态与行为。此期患者情绪易波动，容易发怒，容易伤感，自卑感加重，依赖他人，希望有人陪伴，要求别人关心自己，四处求医问药。晚期则处于消极，被动和无望的状态。

2. 癌症患者的心理护理

由于人们的性格不同，面对重大疾病时的心理反应也不尽相同，护理人员在实施心理护理时应该因人施护。

（1）最佳时机和方式告知患者病情 医护人员应当在患者明确诊断后，根据患者的性格特征，适应能力、文化层次、情感类型和对恶性肿瘤的认识的差别，有计划、有步骤，循序渐进的将这个坏消息传递给患者。使之积极主动配合医护人员的治疗和护理，克服治疗带来的不适，从而提高疗效，延长生存期。

① 对大多数情感正常的患者而言，理性的暗示会使患者的紧张情绪得到部分的放松，从而积极地配合治疗。

② 对于情感脆弱的患者，平静的回避可以使他们得到安慰，而对文化程度不高的患者，可以轻描淡写，让他们"难得糊涂"。

③ 对具有一定的知识和阅历，但缺乏医学常识的患者，他们一旦患了癌症，常常表现出近似固执的自信。对这样的患者，医生、家属都不能急，不能强迫患者接受意见，要采取很缓和的态度，帮助患者摆脱对疾病和手术的恐惧感。

④ 对有的患得，可以直接告诉其"坏消息"。因为他们一向不注意身体，甚至得了癌症还不听劝告，不停地抽烟，对于这种患者，向他直接传递坏消息这显得十分必要了。

⑤ 面对家属，护理人员当将患者的真实病情全盘告知，同时嘱咐家属保持冷静和坚强，在任何时候都不可以表现出丝毫的悲观情绪。

（2）提供相关信息，给予精神支持 患者在"癌"字面前不知所措，难以承受，是因为很多人对肿瘤知识了解不够。因此，护理人员应向患者提供相关信息，让患者了解到现代医学的飞速发展，使治疗癌症是完全有可能的。具体措施如下。

① 学习相关医学知识，学会自我调控。保持乐观情绪，树立癌症是可以战胜的信念。让患者了解到癌症即使不能痊愈，也可延长寿命。

② 向患者解释癌症不一定就是绝症的观点，正确评价自己的病情与估计预后。既不低估病情，满不在乎，但也不要盲目夸张，认为一旦患病必死无疑。

③ 从心身医学的角度向患者宣传保持心理健康的重要性，认识情绪因素与癌症发生的关系。帮助患者总结和认识心理健康方面存在的问题，指导患者用适当的方法把压抑的情绪宣泄出来，释放心理压力。

④ 以积极的态度对待生活，坚持体育锻炼，积极参加社会活动，加强病友之间的交流，以增加积极的情绪体验。

⑤ 争取社会支持，在躯体情况允许的前提下，建议患者不要脱离自己的正常工作和生活。这对促进身心健康，提高生活质量，延长有效生命期有着重要作用。

（3）做好癌症治疗期间的心理护理　患者即将进行的抗癌治疗，一方面要求医生给予最好的特殊治疗，不惜代价求得根治。另一方面对手术、化疗所带来的肉体创伤和严重副作用忧心忡忡，怕自己忍受不了。在治疗之前向患者正确介绍手术、化疗、放疗的作用，意义和可能发生的并发症，使患者有充分的心理准备，树立坚持治疗、战胜疾病的信念。

四、临终患者的心理变化与心理护理

生老病死是人生的一个自然规律。在老年病房、重症监护病房、肿瘤病房等，我们经常会看见各种各样的临终期患者，他们处于生命中最痛苦的阶段，饱受疾病折磨，强忍心理的无助、悲愤和遗憾。如何帮助临终患者安详、舒适地走完生命的最后历程，是护理人员一个重要的工作内容。护理人员应当认识临终患者的心理特点，给予积极的支持，让临终患者能够有尊严地离开人世，无憾地与亲人告别。

1. 死亡的分期

死亡是人的本质特征的消失，是由生到死的一个过渡。死亡并不是生命的骤然结束，而是一个连续进展的过程，是一个物质从量变到质变的过程。医学把死亡分为濒死期、临床死亡期和生物学死亡期三个时期。

（1）濒死期（又称临终期）　是脑干以上的神经中枢功能丧失或深度抑制，而脑干以下的神经功能尚存，但由于失去上位中枢神经的控制而处于紊乱状态。患者表现神志不清，循环衰竭，呼吸衰竭，代谢紊乱，各种反射迟钝，肌张力丧失。

（2）临床死亡期　是延髓处于深度抑制和功能丧失的状态，故各种反射消失，呼吸和心跳停止。

（3）生物学死亡期　是死亡过程中的最后阶段。此时，自大脑皮质开始整个神经系统以及其他各器官系统的新陈代谢相继停止，整个机体出现不可逆变化，已不能复活，但个别组织在一定时间内仍可有极微的代谢活动。

2. 临终患者的心理变化过程

美国罗斯认为临终患者的心理活动有五个发展阶段，即否认期、愤怒期、协议期、忧郁期及接受期。根据不同阶段的心理变化给予相应的心理护理是临终患者护理的重点。

（1）否认期　当患者间接或直接听自己可能会死亡时，他第一个反应就是否认，"不可能"、"他们一定是搞错了"，否认病情恶化的事实，希望出现奇迹。有的患者到临终前一刻仍乐观地谈论未来的计划及病愈后的设想。

（2）愤怒期　当患者经过短暂的否认而确定无望时，一种愤怒、嫉妒、怨恨的情绪油然而起，"为何是我？这太不公平了"，于是把不满情绪发泄在接近他的医护人员及亲属身上。

对临终患者的这种"愤怒"，应该看成是正常的适应性反应，是一种求生无望的表现。

（3）协议期　承认死亡的来临，为了延长生命，患者会提出种种"协议性"的要求，希望能缓解症状。有一些患者认为许愿或做善事能扭转死亡的命运；有一些患者则对所做过的错事表示悔恨。

（4）忧郁期　尽管采取多方努力，但病情日益恶化，患者已充分认识到自己接近死亡，心情极度伤感，郁郁寡欢。此时患者可能非常关心死后家人的生活，同时急于交代后事。

（5）接受期　经历一段忧郁后，患者的心情得到了抒发，面临死亡已经有准备，极度疲劳衰弱，常处于嗜睡状态，表情淡漠，却非常平静。

临终患者心理活动的五个发展阶段，并是时而重合、时而提前或推后，不是前后相随。因而，在护理工作中应掌握患者千变万化的心理活动，从而进行有效的护理。

3. 临终患者的心理护理

临终患者的心理极其复杂，应因人施护，因势利导，创造条件给予患者最大的支持和安慰。

（1）用"爱"去关怀患者　细心、体贴、周到的护理，亲切的话语，能上患者感到自己未被抛弃，护理人员应尽量满足患者的需要，让其感到社会、家庭、医护人员仍然像以往一样尊重他、爱护他、亲近他，这样可帮助其克服悲观、抑郁和绝望的心理。

（2）用"心"去解理患者　临终患者即将走到人生的终点，回忆一生历程的坎坷、辛酸、荣辱，患者会感到酸甜苦辣同时涌上心头，对未来的恐惧使他们失去自尊和自信。护理人员应主动接近患者，与患者谈心，耐心倾听患者把心理话说出来，对患者的唠叨不能有丝毫反感，只有用心去理解患者，将心比心，才能帮助患者稳定情绪。

（3）用"情"去感化患者　护理人员应鼓励患者倾诉内心不愉快的情绪，多给予支持和鼓励，护理人员应多抽出时间患者交流，多陪伴患者，随时安慰和鼓励患者，同时要鼓励患者家属和朋友多来探视患者。

五、整形患者的心理特点与心理护理

爱美之心，人皆有之。随着社会的进步和经济、文化、生活水平的提高，科学技术的飞速发展，医疗水平的不断提高和新技术的不断应用，深刻地改变着人们的生活方式和价值观念，同时也为现代化背景下的人体审美观带来新的生机和活力。人们对自身的身心健康的要求越来越高的同时，对自身的外形、容貌的关注也显得愈加突出和重要，更加关注生理年龄和岁月带来的身体外形和容貌的变化。

1. 整形人群的心理特点

大多数求美者对整形手术有害怕和顾虑心理，尤其担心手术是否成功，术后是否影响功能，是否疼痛。临近手术时，手术者的心理负担加剧，表现心情紧张、焦虑恐惧，甚至坐卧不安、夜不成眠。不同的部位整形的心理承受力不同，不同的社会地位、学识、民族、信仰、性别、年龄和社会经历形成不同的审美观和心理接受能力，我们将整形美容患者分为以下几个类型。

（1）理想型　认为整形手术无任何并发症和合并症，不存在任何风险。将整形美容手术神化，将心里虚构的整形结果完全依赖医生，认为整形科医生无所不能，有时往往适得其反。

（2）冲动型　仅凭外人或广告或朋友的鼓动，一时或迫切需要整形，这些人往往异想天开和片面强调整形手术的完美性，忽略整形美容手术的风险性和创伤性。事后即后悔或犹豫，甚至要求整回原来的模样。

（3）幻想型　不切实际，不考虑自身的实际情况，将整形美容手术万能化，如科幻般和魔术一样神奇。空想地认为整形美容手术可以随意变化自己的容貌和外形，将自己变成明星或名人。

（4）被动型　由于外界的各种原因，主观上不是很愿意，要求实施整形手术的愿望不是很强烈，但是为了某种因素或别人、朋友和家人的鼓动而去整形美容，如就业、年龄、环境、社会活动等被动地进行手术，或周边的人做了整形美容术，因羡慕而去整容。这些人往往主观意愿不是很足，瞻前顾后，犹疑不决，捉摸不定，往往都是已术者带来就诊的。

（5）主动型　主观上要求对自己的容貌和外形加以手术修饰和整形矫正的，这类人往往心理的承受能力较强，要求整形美容的心理准备比较充分和成熟，对手术的结果和手术的风险能做到心中有数。对自身的缺陷和不足了如指掌，能比较客观地要求整形手术纠正，主观要求比较切合实际。

2. 整形人群的心理护理

（1）术前心理护理

① 建立良好的第一印象：美好的护理形象在医疗活动中能潜移默化的美化求术者的心灵，高雅的举止，优美协调的姿态，美观合体的着装，给求术者得体的称呼，以便在沟通过程中产生易被接受的亲切感，顺利进行沟通。

② 做好术前沟通：整形美容手术对手术者是种心理刺激，大多数求美者对手术有害怕和顾虑心理。对此护士应加强责任心，做好心理疏导工作，耐心介绍手术方法、手术前后的注意事项等医学知识，让求术者了解手术的可行性和科学性。解除求术者的紧张心理、焦虑情绪，降低对手术的恐惧心理和对疼痛的敏感性，以良好的心理状态配合手术的顺利实施。

（2）术中的心理护理　给予心理支持，态度和蔼，关心体贴，亲切询问受术者内心感受，并真诚地提供各种帮助，让他们感觉温暖、被尊重、真诚、安全，使受术者消除紧张、恐惧心理而适应其手术环境。采用语言交流移情法：与他们交流一些他们感兴趣的话题，播放一些他们喜欢的歌曲等，分散他们的注意力，使他们在不知不觉中完成手术。

（3）术后的心理护理　术后是受术者心理问题较为集中和重要的阶段。美容手术过程及术后，手术者的心理要比一般受术者更为复杂。护士应主动关心受术者的询问，详细说明术后的注意事项，介绍成功的病例情况，拿出术前、术后的照片，让受术者、家属确信自己的容貌比术前好多许多。积极帮助受术者解决情绪障碍，使他们树立信心，消除顾虑和其他不良心理。

六、危机心理护理

1. 什么是危机

危机是混乱和解体的一种临时状态，主要指个体使用常规处理问题的方法无法处理一个特殊的情况，也指一个潜在的积极或消极的结果。

2. 危机理论

危机的概念是由凯普兰最先提出来的。凯普兰认为，每个人都在不断努力保持一种内心的稳定状态，保持自身与环境的平衡与协调。当重大问题或变化发生使个体感到难以解决、难以把握时，平衡就会打破，内心的紧张不断积蓄，继而出现无所适从甚至思维和行为的紊乱，即进入一种失衡状态，这也就是危机状态。简言之，危机意味着稳态的破坏。危机形成的过程大致分为以下几期：危机前状态、易感期、重整期。

（熊玲辉）

■ 思考题

1. 儿科患者有什么心理特点，怎样对儿科患者进行护理？
2. 结合孕妇和产妇的心理特点，说说护理时应注意什么？
3. 癌症患者有什么心理特点？如何对癌症患者进行护理？

第四篇

护士心理与职业生涯规划

第八章

护士心理与职业生涯规划

【引导案例】▶▶

　　小张是一名工作了 4 年的产科护士，2 个月前离职，以下是她对心理咨询师的主诉："我有很严重的'夜班恐惧症'，每周至少有 3 个夜班，不管是上前半夜还是后半夜，上班之前的几个小时，我从来没有睡着过。比如今天是上后半夜的班，要晚上 12 点开始。一早上很早我就会醒，强迫自己闭上眼睛，告诉自己晚上要上班，这些暗示都于事无补，就是睡不着；白天睡不着还可以做点其他的事，晚上吃过晚饭后到上班之间的这段时间是最难熬的。明明知道上班不能睡，现在要多睡会，但是脑子就是想着还有几个小时我就要上班了，就要起床了，这种矛盾心理一直困扰着我，任凭睡眠环境多好，我都是一直在床上翻来覆去，一直到上班。从我开始上夜班到离职，夜班前的几个小时我从来没有睡着过。后果就是，4 年的时间我迅速地变老，双眼无神、大大的黑眼圈、脸色蜡黄。"

【案例分析】▶▶

　　护士是医院的重要力量，承担着繁重的知识传播和护理患者的任务。然而她们在社会、患者作出贡献的同时，身心也经受着沉重的负荷，工作压力不断地增加。心理学的研究表明，工作压力大会对认知、情感、行为带来一系列的危害，是影响生理健康、心理健康的重要因素，也是影响工作效率、人际交往、生活质量的重要因素。在加快医院发展的同时，不能忽视护士的心理健康问题。

　　随着医学模式的转变和护理学的发展，护理工作的职能有了更深的内涵，对护士的综合素质要求越来越高。由于护理职业的性质和特点、特殊工作环境压力、长期超负荷工作、相关社会因素及护士本身内在性格等因素的影响，许多护士在紧张繁重的护理工作中承受着很大的心理压力，直接影响着护士的身心健康、护士队伍的稳定、工作的质量和患者的治疗康复。因此，了解护士心理，有针对性地加强护士心理素质的培养和锻炼，才能让护士以积极、乐观、健康的心态全身心投入到护理工作之中，为患者提供更全面、更优质的护理服务，提高整体护理的水平和质量。

第一节　护士心理素质与培养

护士的工作对象是人，由于工作环境和职业性质的特殊性，护士长期处于超负荷工作状态，承受着事业竞争、角色社会化、多元化带来的压力，精神高度紧张。护士的群体的心理健康问题已经引起了全社会的关注。

一、护士的工作特点与心理特点

1. 特殊的工作环境和工作性质导致容易情绪多变和身心疲劳

护士工作具有挑战性，工作环境中充满了"应激源"，患者千差万别，每天面对急症抢救和生离死别的场面以及传染、放射的威胁，情绪易受感染，身心容易疲惫。

2. 长期超负荷的工作状态容易造成心理紧张，不易释放

我国护理人员的状况是工作强度大，护理人员不足，工作超负荷。现代医学模式转型，以患者为中心的护理模式对护士提出了更高的要求，从单纯遵医嘱转到为患者提供生理、心理、社会和文化的全面照顾，这种全身心的整体护理是复杂并具有创造性的劳动，需要护士付出更多精力和辛勤劳动。

3. 复杂的人际环境容易引起人际冲突和角色冲突

护士每天要面对各类患者，始终处于复杂的人际关系中，包括医护和护患关系。面对患者的责难，护士必须保持平和冷静，理解并帮助患者解决问题，经历着情绪压力，却很难表达宣泄。职业要求护士压抑自身的感受，容易使护士产生自卑感和不安全感，精神压力大。另外，护士特殊的职业，"三班倒"的工作形式扰乱了护士自身的生物钟和正常的生活规律，对护士的生理以及心理功能、家庭生活和社交活动产生较大的影响，容易造成心理冲突和家庭矛盾。

4. 社会支持不足容易造成失落感

护理工作繁杂、辛苦，技术性强，风险很大，要求有很强的责任心。在医学领域，护理工作和治疗同等重要，医生和护士是相互合作的关系，但在客观实际上，人们对护理工作重视不够，医师的劳动容易得到社会的尊重和认可，护士只被认为是医师的助手，护士的社会地位低于医师。护士为患者付出的辛勤劳动并没有得到社会应有的尊重和公平的认可，各项福利待遇不高，付出的劳动与得到的回报之间不平衡，容易使护士心理上失衡，产生"失落感"。

因此，搞好护士心理卫生工作，提高护士的心理健康水平，对护士的心理健康和整个医疗服务工作有着重要的意义。

二、优秀护士的心理素质

护士的心理素质是指护士从事护理工作时的综合心理能力的表现及稳定的心理特征，是

做好护理工作的心理基础，也是护士获得护理工作成就的主要因素之一。

1. 良好的认知能力

（1）敏锐的观察力　　在临床护理中，具备敏锐的观察力是非常重要的。一方面，疾病的发展常有从渐变到突变的过程，突变之前往往出现一些先兆症状，如患者的呼吸、脉搏、体温、皮肤颜色的变化等。护士日夜与患者接触，比医师更有条件直接观察到病情的变化。另一方面，护士要通过对患者的表情、言语和行为等方面的观察，了解他们的内心活动和心理需求，有针对性地采取心理护理措施，这样才可以达到较好的护理效果。

（2）良好的注意力　　首先是保证注意力的稳定集中，因为护理工作头绪多，紧急、意外或突发事情常有发生，护士不能被其他无关信息的影响而分心，以防差错事故的发生。其次注意范围要广，做到"眼观六路，耳听八方"，把繁杂的工作内容"尽收眼底"，做到心中有数。另外，还要注意力的合理分配，如对患者边处置边观察、边交流边思考，做好整体护理。

（3）准确的记忆力　　准确的记忆力是顺利完成护理任务的重要条件。护理工作内容繁复杂且重要，有很多项目需要数量化，如肌内注射、发药、测量体温、脉搏、呼吸、血压等。每个患者又都有不同的治疗方案和需要，护士既要记住患者所用药物的名称、剂量、配伍禁忌，还要记住患者所做的检查或治疗过程中的每一细节步骤，一旦相互混淆，程序错乱，将造成不堪设想的后果。因此，需要护士有准确的记忆力才能胜任本职工作。

（4）独立的思维能力　　现代护理的独立功能占70％左右，而依赖功能只占30％左右。护理工作的对象是各不相同的患者，每个患者的疾病又时刻处于动态的变化之中，护士如果机械地执行医嘱，缺乏独立思维能力，就会在盲目执行中出现差错或事故。同时现代护理工作要求护士对患者实施整体护理，包括对每个患者进行评估，做出护理诊断，制订护理计划，应用护理程序为患者解决问题等。这本身就是一项创造性活动，要求护士具备独立的思维能力及创造性地解决问题的能力，这样才能适应现代护理工作的需求。

2. 愉快而稳定的情绪

护士的情绪对患者及家属具有直接的感染作用。护士热情、愉快、饱满的情绪，和蔼可亲的姿态，不仅能调节治疗气氛，而且还能改变患者不良心境，唤起患者治病的信心。因此，护士要提高调节控制自己情绪的能力，保持愉快而稳定的情绪，喜怒哀乐适时适当表现，不能将个人的消极情绪带到工作当中。

3. 良好的人格特征

护士良好的人格特征是实施整体护理的重要的心理基础。一个优秀的护士首先要热爱护理事业，工作一丝不苟，认真负责；待人热情诚恳，宽容豁达，平易近人，富有爱心，能够与各种患者及家属保持良好的接触。其次护理患者时要耐心细致，动作轻柔又干净利落，遇到紧急情况要沉着冷静，既反应快又动作稳。这样的护士才能受患者欢迎，不仅能给患者以温馨感和信任感，而且能产生良好的护理效应。

4. 掌握沟通技巧，善于与人交往

护士整天接触的是形形色色、性格各异的患者和他们的家属，在医院内部还要与其他部门的人员交流，这就要求护士掌握好沟通技巧，针对不同的患者采取不同的沟通方式。护士要善于运用礼貌性言语、安慰性言语、治疗性言语、保护性言语与患者及其家属进行良好的沟通。在交流过程中，有时还需结合运用非言语手段进行沟通，恰当的表情、手势、身体姿态等动作，可以起到加强言语的效果。所以，一个优秀的护士，职业成功的最主要因素与其跟周围人的相处能力密切相关。

三、护士心理素质的培养

1. 树立职业理想，培养职业兴趣

职业理想是个人对未来职业的向往和追求。既包括对将来所从事的职业种类和职业方向的追求，也包括对事业成就的追求。树立职业理想是对一位护士最基本、最首要的要求，是培养优良的心理素质的思想基础。作为护理工作者，对学习专业知识感兴趣，对护理职业感兴趣，热爱护理专业，这是完成护理工作的重要保证。

2. 掌握心理学和人文学知识

心理护理是以心理学为基础的护理技术，成为整体护理的重要环节。人文知识作为非技术性知识对护士的技术性操作有着极大的影响，是优化护士心理素质不可缺少的部分。因此，护士必须学习有关的心理学和人文学科的理论知识，充实自己的知识结构，陶冶情操，扩大视野，更快更好地培养起良好的心理素质。

3. 不断提高自身素质，规范行为

南丁格尔曾说："护理是一门最精细的艺术"。因此，护士的语言、行为、举止、仪容等应该具有专业角色的特点，符合专业角色的需要，这是护士素质要求中不可缺少的内容之一。

（1）护士的语言行为　语言可以反映人的文化素质和精神风貌。护士的语言除具有一般语言沟通属性外，还是获得工作伙伴和服务对象信任与合作的有效手段。所以，护士必须掌握良好的语言沟通技巧，同服务对象进行有效的沟通，才能做好临床护理工作。护理日常用语包括招呼用语、介绍用语、电话用语、安慰用语和迎送用语。护理操作解释用语包括操作前准备、操作中指导和操作后嘱咐用语。用语应该符合规范性、情感性、保密性的基本要求。

（2）护士的非语言行为　非语言行为在交流中发挥着重要作用。护患交流中，恰当地应用非语言行为，能弥补在某些状态下语言交流的不足。护士的非语言行为主要包括倾听、专业性接触、面部表情和沉默等。与患者交流时，护士应该是一个好的听众，全神贯注地用心倾听，善于运用目光接触和恰当的表情，适宜地皮肤接触，达到与患者的良好沟通。

（3）护士的仪表与举止　仪表是指人的衣着服饰、仪容和姿态。护士高雅大方的仪表，端庄稳重的仪容，和蔼可亲的态度，训练有素的举止，不仅构成护士的外在美，而且在一定程度上反映其内心的境界和良好修养。护士的仪表举止包括衣着服饰、仪容、姿态（站姿、坐姿、走姿）等。护士应重视自己的仪表举止，培养高尚的审美观，使自己的形象日趋完善。

4. 积极实践，提高护理业务水平

护理实践是培养良好的心理素质的重要途径。护士对专业知识、操作技能的掌握情况要

通过护理实践来检验，护士的心理素质也只有在实践中才能体现出来。因此，护士要加强护理学的基本理论知识的学习，积极参与实践，按照各项临床操作技能规程，自觉进行强化练习。

护士只有掌握较全面的理论知识，娴熟的临床操作技能，才能树立起自信心，确保护理任务高质量完成。

5. 提高自我调控能力

这是培养良好心理素质的重要方法和途径之一。护士每天与患者接触，日复一日地重复着高度紧张又相对单调的护理工作，心理压力及精神压力都较大，加之某些家属及患者对护理工作的不理解，有时对护理人员出言不逊，甚至横加指责。护士如何应对这些应激，是对她们自身素质的一种考验。因此，护士应根据护理工作的职业特点，不断进行道德修养、语言修养、性格修养等方面的培养。要善于自我调节，理智地对待自己与周围环境，自觉地用意志来指导自己的行为，变工作压力为动力，提高自我控制能力，处理好护理工作中遇到的各种问题。

6. 医院管理者重视对护士良好心理素质的培养

护士心理素质的高低直接影响医院护理的质量，而质量是医院的生命。因此，医院管理者应重视维护护士的身心健康，理解工作压力对护理质量产生的不利影响，通过严格规范而又人性化的管理，消除引起护士工作压力的不利因素或压力源，合理安排工作量，想方设法减轻护士的工作强度和心理压力，提高护士心理素质，从而提高整体护理质量和水平，促进护理事业的健康发展。

第二节　护士的工作倦怠

"工作倦怠"一词最早源于 1961 年美国作家格林尼出版的名为《一个倦怠的案例》的小说，书中描写了一名建筑师因为不堪忍受精神上的痛苦和折磨，放弃自己的工作，逃往非洲原始丛林的故事。从此以后，"工作倦怠"一词进入了美国大众的语汇，其英文为"job burnout"，中文的译法很多，如"工作倦怠"、"职业倦怠"、"工作耗竭"、"职业枯竭"等。1974 年，美国精神分析学家 Fredenberger 首次将它使用在心理健康领域，以医院临床工作的志愿者为研究对象，用来特指从事助人职业的工作者面对持续的情感付出而身心耗竭的状态。工作倦怠不仅可能对工作人员的心理和生理带来消极的影响，也会导致他们工作效率下降，缺勤和辞职增加，因而影响工作质量。当前，工作倦怠已成为职业心理健康研究的焦点，成为社会关注的热点。

一、工作倦怠

工作倦怠是指个体长期处于工作压力状态下所出现的一种负性的、个体化的认知与情感反应，包括情感耗竭、去人格化和个人成就感丧失。其中情感耗竭反映了工作倦怠感的压力维度，描述了个体感到自己有效的身心资源过度透支，表现出没有精力、过度疲劳等现象；

去人格化反映了工作倦怠感的人际交往维度，描述了个体以一种负性的、冷漠的或是极端逃避的态度去面对服务对象或工作，表现出易怒、消极、缺乏情感投入等现象；个人成就感丧失反映了工作倦怠感的自我评价维度，描述了个体感到无能、工作没有成效，表现出士气低下、缺乏成就感等现象。

工作倦怠的高发群体具有这样一些职业特征：助人、高期望、压力大、挑战性强。护士职业是神圣的助人职业，同时又是高风险性的。它担负着救死扶伤的光荣任务，稍有疏忽，就会造成不可挽回的损失，因而，使护士的精神长期处于紧张状态，容易出现工作倦怠。

二、工作倦怠对健康的影响

许多研究的结果表明，工作倦怠不仅损害个体的身体健康，也给个体的心理健康带来不良影响。对身体的影响主要表现在：感觉身体能量已耗竭、持续的精力不济、极度疲乏、虚弱；出现失眠、头痛、背痛、肠胃不适等症状，身体抗病能力下降；导致一些不良生活方式，如滥用药物、酗酒、过度抽烟等；严重者会出现精神疾病。对心理健康的不良影响主要表现在：智力水平下降，觉得自己的知识好似被掏空了一样，无法满足工作需要；注意力难以集中，思维灵活性差；对自己工作的意义和价值的评价下降，工作变得机械化且效率低下；感觉自己是无能和失败的，从而变得退缩，对工作减少精力的投入，不再付出努力，消极怠工。个人成就感降低，自我效能感下降。情绪变得烦躁、易怒；情感资源就像干涸了一样，无法关怀他人。以一种消极的、否定的、麻木不仁的态度和冷漠的情绪去对待自己周围的人；对他人不信任，多疑，不愿与他人交流与沟通，与他人刻意保持距离，导致人际关系恶化。

三、工作倦怠的调适

工作倦怠在护理领域相当普遍。工作倦怠不仅可损害护士的身心健康，还可严重影响其工作效率和质量，并导致工作差错和离岗的发生。因此，必须正视工作倦怠的危害，进行有效的调适。对工作倦怠的调适包括个体应对和组织干预两方面。

1. 个体应对

（1）接受并正视工作的倦怠　由于护士职业的特殊性，工作倦怠已是不容回避的事实，但许多护士对于职业应激造成的工作倦怠却缺乏正确的认识，甚至归因为个体本身出了问题，加重了工作倦怠的程度。许多护士在出现心理紧张疲劳时，不注意及时调整，错过了最佳调整期，导致工作倦怠越来越严重。所以，护士应该了解工作倦怠的相关知识，提高对自身心理状态的敏感度，坦然接受工作倦怠，适时根据自身的心理特点进行调整。善于将压力转化成动力，提高个体的危机意识及竞争能力，适应竞聘上岗、评聘分离的医疗人事制度改革。

（2）认清自我，及时调整心理定向　当对工作产生厌倦时，就应该重新审视自我，是自己的兴趣爱好与护理工作错位，还是自己能力有限或要求过高。要正确估计自己的能力与水平，尽力而为，同时要分析自己的人格特征是否适合从事护理工作。当对自我作客观全面的评价后，及时调整自己的心理定向，重新确立所要实现的目标。

（3）学会工作和生活　护理工作因其工作性质的特殊性和轮班制，多数护士把大部分时光都花在工作上，很少给自己留休息时间。有古语云："遇忙处会偷闲，处闹中能取静，便是安身立命的工夫"，因此，繁忙工作中的护士要适时适当的休假，让身心轻松一下，和家人、朋友一起去听听音乐，看场电影，或者是打球、游泳、爬山等体育活动，都是缓解紧张和压力的有效方式。此外，还可以学习应付压力的训练技术，如放松肌肉等。

（4）学会寻求社会支持　当受到压力的威胁时，要及时排遣，寻求他人的支持和帮助。不妨与家人、亲戚朋友或同事们一起讨论自己面临的压力情境，及时倾吐，将压力分散以缓解紧张情绪。获得了强大的社会支持，就会树立重新振作的信心。

2. 组织干预

（1）实施"以人为本"的科学管理，合理配置与使用护理人力资源　医院管理者应重视护理工作，理解护理工作，给予护理工作人力、物力、财力的支持，合理增加护理人员编制，对不同能力、年资、学历的护士进行分层次安排使用，使每位护士都能在适合岗位上充分发挥其所长。建立弹性排班制度和护士资源的科间流动机制，以应对护士工作量超负荷的现象。

（2）建立健全完善的后勤保障体系，保证护理工作顺利开展　护理质量是医院内涵建设的重要方面，医院管理者应注意制定合理的奖惩、薪金制度，注重对工作绩效的考核，收入分配政策应向临床一线医务人员倾斜，并将护理和医疗的评奖标准分开，采取有效措施激励护理人员搞好工作。同时，适当增加护士的晋升、学习培训及进修深造的机会，以提高护士的业务水平，增强工作自信心，提高工作满意度，减少工作倦怠的产生。

（3）营造良好的工作氛围　医院管理者应为护士创造良好的工作环境和条件，尽可能减少增加压力的因素。改进医疗设备，尽量减少或避免职业性损伤对护士健康的危害。协调好医院里的各种人际关系特别是医护关系。重视护理工作，尊重护士，尽可能让护士参与管理与决策，在医院和病区的管理中，特别是在制定与护理工作相关的政策和制度时，管理者应多听取护士的意见和建议，并得到护士的认可。当护士能感受到来自领导的尊重和支持，她们的工作倦怠会得到缓解，工作质量也因此而提高。

第三节　护士职业生涯规划

一、职业生涯规划概述

1. 职业生涯规划的概念

职业（occupation）是一种相对固定的、决定于社会分工并要求工作者具备一定知识的劳动活动。它是人类"直接生活的生产和再生产"得以实现的一种普遍的基本的社会组织形式。"职业"是个静态概念，逐步被动态概念"职业生涯"代替。

"职业生涯"，英语为"career"，法语为"carriers"，是现代人力资源管理中的一个重要概念，职业生涯有广义和狭义之分。广义的职业生涯是从职业能力的获得、职业兴趣的培养、选择职业、就职，直至最后完全退出职业劳动这样一个完整的职业发展过程。因此，其上限从零岁人生起点开始。狭义的职业生涯是指从准备求职、从事工作之前的职业训练或职业学习开始，直至职业劳动最终结束、离开工作岗位为止的过程。

职业生涯设计就是指个人发展和组织发展相结合，在对一个人职业生涯的主客观条件进行测定、分析、总结研究的基础上，确立自己的职业生涯发展目标，制订相应的工作、培训和教育计划，并按照一定的时间安排，采取必要的行动实施职业生涯目标的过程。

良好的职业生涯规划应具备以下特性。

（1）可行性　规划要有事实依据，并非是美好的幻想或不着边际的梦想，否则将会延误生涯良机。

（2）适时性　规划是预测未来的行动，确定将来的目标，因此各项主要活动何时实施、何时完成，都应有时间和顺序上的妥善安排，以作为检查行动的依据。

（3）适应性　规划未来的职业生涯目标，牵涉到多种可变因素，因此规划应有弹性，以增加其适应性。

（4）持续性　人生每个发展阶段应能持续连贯衔接。

2. 职业生涯规划的意义

有目标，生活才不盲目；有追求，生活才有动力。个人的事业究竟朝哪个方向发展，可以通过制定职业生涯规划明确起来。

① 职业生涯规划有利于明确人生未来的奋斗目标。美国的戴维·坎贝尔说过："目标之所以有用，仅仅是因为它能帮助我们从现在走向未来。"卢梭也说过："选择职业是人生大事，因为职业决定了一个人的未来。"只有明确了目标，才会激励人们努力奋斗，并积极创造条件去实现目标。事实证明，不少人由于对自己的职业生涯毫无计划，目标不明，造成事业失败，并不是他们没有足够的知识和才能，主要在于他们没有设计和规划好最适宜于他们成长与发展的职业生涯。

② 职业生涯规划有利于本人制定出有针对性的培训开发计划，鼓励自我控制前途和命运。美国的 M. K. 巴达维在《开发科技人员的管理才能》一书中调查指出，在 65 岁以下的从业工程师中，从事管理工作的就占 68%。在对工程技术人员进行职业目标的咨询中，大约有 80% 表的人表示在 5 年内成为一名主管人员或经理。他们为实现个人职业生涯的目标，往往在大学中学习了工程技术专业，工作几年后又进入研究生院读管理硕士，最后进入管理领域工作。有的工程技术人员虽然没有机会再脱产学习，但也有针对性地制定了业余学习计划来提高管理和知识能力，以实现他们成为企业家、经理人才的事业目标。

③ 职业生涯规划：职业生涯规划绝不仅仅是协助个人达到和实现个人目标，更重要的是帮助个人真正了解自己，并且进一步详细评估内外环境的优势、限制，在"衡外情，量己力"的情形下，设计出合理可行的职业生涯发展计划。

3. 职业生涯规划遵循的原则

（1）清晰性原则　目标、措施是否清晰、明确，实现目标的步骤是否直截了当。

（2）挑战性原则　目标、措施是否具有挑战性，还是仅保持原来状况而已。

（3）变动性原则　目标、措施是否具有弹性或缓冲性，是否能够依据环境的变化而做出调整。

（4）一致性原则　主要目标与分目标是否一致，目标与措施是否一致，个人目标与组织发展目标是否一致。

（5）激励性原则　目标是否符合自己的性格、兴趣和特长，是否能对自己产生内在激励作用。

（6）合作性原则　个人的目标与他人的目标是否具有合作性与协调性。

（7）全程原则　拟定职业生涯规划时必须考虑到生涯发展的整个历程，做全程考虑。

（8）具体原则　职业生涯规划各阶段的路线划分与安排，必须具体可行。

（9）实际原则　实现职业生涯目标的途径很多，在做规划时必须考虑自己的特质、社会环境、组织环境以及其他相关因素，选择切实可行的途径。

（10）可评估原则　规划的设计应有明确的时间限制或标准，以便评估检查，使自己随时掌握执行情况，并未规划的修正提供参考依据。

二、护士职业生涯规划的步骤

护士职业生涯规划是影响护理人员工作专业化、事业化、离职率及工作满意度的主要因素之一。随着社会的进步和人们教育程度的不断提高，护理从业人员的素质发生了很大的变化，很多人已经不再是为了生存而工作，她们对自己未来的发展有着更多更高的追求和希望。但在医院里却常常看到这样的现象：很多护士刚参加工作时满腔热情、干劲十足，对未来充满了美好的憧憬。然而当日复一日地重复着平凡而琐碎的护理工作后，很多人便感到理想和现实存在较大的差距，对当初的职业选择产生了怀疑，产生各种各样的矛盾和困惑，甚至出现如前所述的工作倦怠，影响了个人的发展，也影响了医院护理队伍的稳定。

因此，护理专业的学生在进入专业领域前，应该了解自己的兴趣爱好、性格特点，了解护理专业发展的特性，及早做好专业生涯规划，以增强自身对工作压力的适应，促进人格的成熟，进而增强自身潜能的发挥，延长专业寿命。

合理设计自己的职业生涯是护士在护理工作领域获得成功至关重要的过程之一，其基本步骤如下。

（1）自我定位与职业信息分析　这是一个持续修改全面的分析和评价个人的心理特点、需要，收集社会职业方面的信息。

（2）确立职业目标和选择职业生涯路线　确立目标是进行职业生涯设计的关键。目标一般可分为短期目标、中期目标、长期目标和人生目标。

（3）制定职业生涯策略　有效的生涯规划需要切实可行的生涯策略才能实现，职业生涯策略是指为实现职业生涯目标的行动方案。

（4）评估与反馈　当制定的规划方案实施一段时间后，护士个人、医院以及医院外部环境因素都有可能发生变化，这时就有必要对自己的职业生涯设计方案进行回顾分析和多角度的评价，看看其是否可行和有效，自觉地总结经验教训，或者参考护理前辈的经验，对自己的职业生涯规划进行修正或重新设计。职业生涯设计有助于护理专业学生的护士的职业生涯发展。

■ **思考题**

1. 谈谈你对职业生涯规划的认识。

2. 你怎么做自己的职业生涯规划？

（毕智丽）

参 考 文 献

[1] 戴晓阳.常用心理评估量表手册.北京：人民军医出版社，2012.
[2] 姜乾金.医学心理学.北京：人民卫生出版社.2005.
[3] 钟友彬，张坚学，康成俊.心理咨询与心理治疗.北京：人民卫生出版社，2011.
[4] 侯再金.医学心理学.第2版.北京：人民卫生出版社，2010.
[5] 蒋小剑.护理心理学.长沙：中南大学出版社，2011.
[6] 齐俊斌.医学心理学.西安：西安交通大学出版社，2012.
[7] 王明旭，刘家全，毛瑛.突发公共卫生事件应急管理.北京：军事医学科学出版社，2004.
[8] 钱铭怡.心理咨询与心理治疗.北京：北京大学出版社，1994.
[9] 胡佩诚.医护心理学.第2版.北京：北京大学医学出版社，2008.
[10] 徐斌.心身医学.北京：中国科学技术出版社，2000.
[11] 张树森.护理心理学.北京：人民卫生出版社，2000.
[12] 孙学礼.医学心理学.成都：四川大学出版社，2003.
[13] 梁光霞.护理心理学.第3版.上海：复旦大学出版社，2003.
[14] 李淑琦.心理学与心理卫生.北京：科学技术文献出版社，1999.
[15] 张银铃.护理心理学.西安：第四军医大学出版社，2003.
[16] 钱明，周英.护理心理学.第2版.北京：人民军医出版社，2012.